U0282118

本书由
国家社科基金重大项目"人工认知对自然认知挑战的哲学研究"（21&ZD061）
山西省"1331工程"重点学科建设计划
资助出版

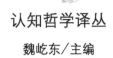

认知哲学译丛

魏屹东／主编

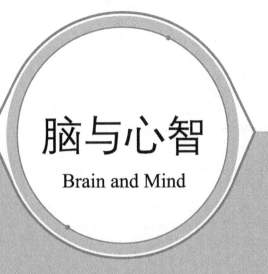

脑与心智

Brain and Mind

〔美〕迈克尔·柯克纳〔Michael Kerchner〕／著

魏刘伟　杜雅君／译

魏屹东／审校

科学出版社

北 京

图字：01-2024-4627

Authorized translation from the English language edition, entitled *Brain and Mind*, ISBN 9780816082858 by Michael Kerchner, published by Facts on File, Copyright © 2012 by Facts on File.
This edition is authorized for sale and distribution in the People's Republic of China (excluding Hong Kong SAR, Macao SAR and Taiwan). All rights reserved.
CHINESE SIMPLIFIED language edition published by China Science Publishing & Media Ltd. (Science Press), copyright © 2024.

图书在版编目 (CIP) 数据

脑与心智/(美) 迈克尔·柯克纳（Michael Kerchner）著；魏刘伟，杜雅君译. —北京：科学出版社，2024.9
（认知哲学译丛）
书名原文：Brain and Mind
ISBN 978-7-03-077948-9

Ⅰ. ①脑… Ⅱ. ①迈… ②魏… ③杜… Ⅲ. ①脑科学–研究 Ⅳ. ①R338.2

中国国家版本馆 CIP 数据核字 (2024) 第 009808 号

丛书策划：郭勇斌
责任编辑：任俊红/责任校对：张小霞
责任印制：赵 博/封面设计：有道文化

科 学 出 版 社 出版
北京东黄城根北街 16 号
邮政编码：100717
http://www.sciencep.com
北京凌奇印刷有限责任公司印刷
科学出版社发行 各地新华书店经销
*
2024 年 9 月第 一 版 开本：720×1000 1/16
2025 年 1 月第二次印刷 印张：11 1/2
字数：119 000
定价：88.00 元
（如有印装质量问题，我社负责调换）

作者简介

迈克尔·柯克纳（Michael Kerchner）1978 年获得美国国际大学理学学士学位，1982 年获得美国历史悠久的研究性院校——理海大学理学硕士学位，1988 年获得理海大学博士学位，1987～1991 年在维拉诺瓦大学心理学系攻读博士后，1991 年至今担任华盛顿学院心理学教授。柯克纳主要研究行为的激素调节，如激素对行为影响的性别差异、认知、精神病理学、神经系统疾病、治疗药物的反应、常见的滥用药物和神经毒素。

译 者 简 介

魏刘伟，男，1986 年生，上海交通大学科学技术史博士，现任教于上海外国语大学，主要研究方向为天文学史、科学哲学和语言文化。曾在《科学技术哲学研究》《科学与社会》《世界科学》等期刊发表论文数篇，并由人大复印资料转载，出版《制造自然知识：建构论与科学史》《模型与认知：日常生活和科学中的预测及解释》《享受机器：新技术与现代形式的愉悦》等译著，被《新京报》等多家媒体摘编评论。

杜雅君，女，1990 年生，山西太谷人，哲学博士，现为大连理工大学马克思主义学院助理研究员，获得 2022 年中国博士后科学基金第 71 批面上资助，主要从事认知哲学、认知现象学以及科学文化哲学等研究，发表论文《"符号入场"何以解决符号获得意义问题》《现象意向性超越了自然化意向性吗？》。

丛 书 序

与传统哲学相比，认知哲学（philosophy of cognition）是一个全新的哲学研究领域，它的兴起与认知科学的迅速发展密切相关。认知科学是 20 世纪 70 年代中期兴起的一门前沿性、交叉性和综合性学科。它是在心理科学、计算机科学、神经科学、语言学、文化人类学、哲学以及社会科学的交界面上涌现出来的，旨在研究人类认知和智力本质及规律，具体包括知觉、注意、记忆、动作、语言、推理、思维、意识乃至情感动机在内的各个层次的认知和智力活动。十几年以来，这一领域的研究异常活跃，成果异常丰富，自产生之日起就向世人展示了强大的生命力，也为认知哲学的兴起提供了新的研究领域和契机。

认知科学的迅速发展使得科学哲学发生了"认知转向"，它试图从认知心理学和人工智能角度出发研究科学的发展，使得心灵哲学从形而上学的思辨演变为具体科学或认识论的研究，使得分析哲学从纯粹的语言和逻辑分析转向认知语言和认知逻辑的结构分析、符号操作及模型推理，极大促进了心理学哲学中实证主义和物理主义的流行。各种实证主义和物理主义理论的背后都能找到认知科学的支持。例如，认知心理学支持行为主义，人工智能支持功能主义，神经科学支持心脑同一论和取消论。心灵哲学的重大问题，如心身问题、感受性、附随性、意识现象、思想语言和心理表征、意向性与心理内容的研究，无一例外都受到来自认知科学的巨大影响与挑战。这些研究取向已经蕴含认知哲学的端倪，因为众多认知科学家、哲学家、心理学家、语言学家和人工智能专家的论著论及认知的哲学内容。

尽管迄今国内外的相关文献极少单独出现认知哲学这个概念，精确的界定和深入系统的研究也极少，但研究趋向已经非常明显。鉴于此，这里有必要对认知哲学的几个问题做出澄清。这些问题是：什么是认知？什么是认知哲学？认知哲学与相关学科是什么关系？认知哲学研究哪些问题？

第一个问题需要从词源学谈起。认知这个词最初来自拉丁文"*cognoscere*"，意思是"与……相识""对……了解"。它由 *co*+*gnoscere* 构成，意思是"开始知道"。从信息论的观点看，"认知"本质上是通过提供缺失的信息获得新信息和新知识的过程，那些缺失的信息对于减少不确定性是必需的。

然而，认知在不同学科中意义相近，但不尽相同。

在心理学中，认知是指个体的心理功能的信息加工观点，即它被用于指个体的心理过程，与"心智有内在心理状态"观点相关。有的心理学家认为，认知是思维的显现或结果，它是以问题解决为导向的思维过程，直接与思维、问题解决相关。在认知心理学中，认知被看做心灵的表征和过程，它不仅包括思维，而且包括语言运用、符号操作和行为控制。

在认知科学中，认知是在更一般意义上使用的，目的是确定独立于执行认知任务的主体（人、动物或机器）的认知过程的主要特征。或者说，认知是指信息的规范提取、知识的获得与改进、环境的建构与模型的改进。从熵的观点看来，认知就是减少不确定性的能力，它通过改进环境的模型，通过提取新信息、产生新信息和改进知识并反映自身的活动和能力，来支持主体对环境的适应性。逻辑、心理学、哲学、语言学、人工智能、脑科学是研究认知的重要手段。《MIT 认知科学百科全书》将认知与老化（aging）并列，旨在说明认知是老化过程中的现象。在这个意义上，认知被分为两类：动态认知和具化认知。前者指包括各种推理（归纳、演绎、因果等）、记忆、空间表现的测度能力，在评估时被用于反映处理的效果；后者指对词的意义、信息和知识的测度的评价能力，它倾向于反映过去执行过程中积累的结果。

这两种认知能力在老化过程中表现不同。这是认知发展意义上的定义。

在哲学中，认知与认识论密切相关。认识论把认知看作产生新信息和改进知识的能力来研究。其核心论题是：在环境中信息发现如何影响知识的发展。在科学哲学中就是科学发现问题。科学发现过程就是一个复杂的认知过程，它旨在阐明未知事物，具体表现在三方面：①揭示以前存在但未被发现的客体或事件；②发现已知事物的新性质；③发现与创造理想客体。尼古拉斯·布宁和余纪元编著的《西方哲学英汉对照辞典》（2001 年）对认知的解释是：认知源于拉丁文 "*cognition*"，意指知道或形成某物的观念，通常译作 "知识"，也作 "*scientia*"（知识）。笛卡儿将认知与知识区分开来，认为认知是过程，知识是认知的结果。斯宾诺莎将认知分为三个等级：第一等的认知是由第二手的意见、想象和从变幻不定的经验中得来的认知构成，这种认知承认虚假；第二等的认知是理性，它寻找现象的根本理由或原因，发现必然真理；第三等即最高等的认知，是直觉认识，它是从有关属性本质的恰当观念发展而来的，达到对事物本质的恰当认识。按照一般的哲学用法，认知包括通往知识的那些状态和过程，与感觉、感情、意志相区别。

在人工智能研究中，认知与发展智能系统相关。具有认知能力的智能系统就是认知系统。它理解认知的方式主要有认知主义、涌现和混合三种。认知主义试图创造一个包括学习、问题解决和决策等认知问题的统一理论，涉及心理学、认知科学、脑科学、语言学等学科。涌现方式是一个非常不同的认知观，主张认知是一个自组织过程。其中，认知系统在真实时间中不断地重新建构自己，通过多系统-环境相互作用的自我控制保持其操作的同一性。这是系统科学的研究进路。混合方式是将认知主义和涌现相结合。这些方式提出了认知过程模拟的不同观点，研究认知过程的工具主要是计算建模，计算模型提供了详细的、基于加工的表征、机制和过程的理解，并通过计算机算法和程序表征认知，从而揭示认知的本质和功能。

概言之，这些对认知的不同理解体现在三方面：①提取新信息及其关系；②对所提取信息的可能来源实验、系统观察和对实验、观察结果的理论化；③通过对初始数据的分析、假设提出、假设检验，以及对假设的接受或拒绝来实现认知。从哲学角度对这三方面进行反思，将是认知哲学的重大任务。

针对认知的研究，根据我的梳理主要有11个方面：

（1）认知的科学研究，包括认知科学、认知神经科学、动物认知、感知控制论、认知协同学等，文献相当丰富。其中，与哲学最密切的是认知科学。

（2）认知的技术研究，包括计算机科学、人工智能、认知工程学（运用涉及技术、组织和学习环境研究工作场所中的认知）、机器人技术，文献相当丰富。其中，模拟人类大脑功能的人工智能与哲学最密切。

（3）认知的心理学研究，包括认知心理学、认知理论、认知发展、行为科学、认知性格学（研究动物在其自然环境中的心理体验）等，文献异常丰富，与哲学密切的是认知心理学和认知理论。

（4）认知的语言学研究，包括认知语言学、认知语用学、认知语义学、认知词典学、认知隐喻学等，这些研究领域与语言哲学密切相关。

（5）认知的逻辑学研究，主要是认知逻辑、认知推理和认知模型。

（6）认知的人类学研究，包括文化人类学、认知人类学和认知考古学（研究过去社会中人们的思想和符号行为）。

（7）认知的宗教学研究，典型的是宗教认知科学（cognitive science of religion），它寻求解释人们心灵如何借助日常认知能力的途径习得、产生和传播宗教文化基因。

（8）认知的历史研究，包括认知历史思想、认知科学的历史。一般的认知科学导论性著作都涉及历史，但不系统。

（9）认知的生态学研究，主要是认知生态学和认知进化的研究。

（10）认知的社会学研究，主要是社会表征、社会认知和社会认识论的研究。

（11）认知的哲学研究，包括认知科学哲学、人工智能哲学、心灵哲学、心理学哲学、现象学、存在主义、语境论、科学哲学等。

以上各个方面虽然蕴含认知哲学的内容，但还不是认知哲学本身。这就涉及第二个问题。

第二个问题需要从哲学立场谈起。

在我看来，认知哲学是一门旨在对认知这种极其复杂现象进行多学科、多视角、多维度整合研究的新兴哲学研究领域，其研究对象包括认知科学（认知心理学、计算机科学、脑科学）、人工智能、心灵哲学、认知逻辑、认知语言学、认知现象学、认知神经心理学、进化心理学、认知动力学、认知生态学等涉及认知现象的各个学科中的哲学问题，它涵盖和融合了自然科学和人文科学的不同分支学科。说它具有整合性，名副其实。对认知现象进行哲学探讨，将是当代哲学研究者的重任。科学哲学、科学社会学与科学知识社会学的"认知转向"充分说明了这一点。

尽管认知哲学具有交叉性、融合性、整合性、综合性，但它既不是认知科学，也不是认知科学哲学、心理学哲学、心灵哲学和人工智能哲学的简单叠加，它是在梳理、分析和整合各种以认知为研究对象的学科的基础上，立足于哲学反思、审视和探究认知的各种哲学问题的研究领域。它不是直接与认知现象发生联系，而是通过研究认知现象的各个学科与之发生联系，也即它以认知本身为研究对象，如同科学哲学是以科学为对象而不是以自然为对象，因此它是一种"元研究"。在这种意义上，认知哲学既要吸收各个相关学科的优点，又要克服它们的缺点，既要分析与整合，也要解构与建构。一句话，认知哲学是一个具有自己的研究对象和方法、基于综合创新的原始性创新研究领域。

认知哲学的核心主张是：本体论上，主张认知是物理现象和精神现象的统一体，二者通过中介如语言、文化等相互作用产生客观知识；认识论上，主张认知是积极、持续、变化的客观实在，语境是事件或行动整合的基底，理解是人际认知互动；方法论上，主张对研究对象进行层次分析、语境分析、行为分析、任务分析、逻辑分析、概念分析和文化网络分析，通过纲领计划、启示法和洞见提高研究的创造性；价值论上，主张认知是负载意义和判断的，负载文化和价值的。

认知哲学研究的目的：一是在哲学层次建立一个整合性范式，揭示认知现象的本质及运作机制；二是把哲学探究与认知科学研究相结合，使得认知研究将抽象概括与具体操作衔接，一方面避免陷入纯粹思辨的窠臼，另一方面避免陷入琐碎细节的陷阱；三是澄清先前理论中的错误，为以后的研究提供经验、教训；四是提炼认知研究的思想和方法，为认知科学提供科学的、可行的认识论和方法论。

认知哲学的研究意义在于：①提出认知哲学的概念并给出定义及研究的范围，在认知哲学框架下，整合不同学科、不同认知科学家的观点，试图建立统一的研究范式。②运用认知历史分析、语境分析等方法挖掘著名认知科学家的认知思想及哲学意蕴，并进行客观、合理的评析，澄清存在的问题。③从认知科学及其哲学的核心主题——认知发展、认知模型和认知表征三个相互关联和渗透的方面，深入研究信念形成、概念获得、知识产生、心理表征、模型表征、心身问题、智能机的意识化等重要问题，得出合理可靠的结论。④选取的认知科学家具有典型性和代表性，对这些人物的思想和方法的研究将会对认知科学、人工智能、心灵哲学、科学哲学等学科的研究者具有重要的启示与借鉴作用。⑤认知哲学研究是对迄今为止认知研究领域内的主要研究成果的梳理与概括，在一定程度上总结并整合了其中的主要思想与方法。

第三个问题是，认知哲学与相关学科或领域究竟是什么关系？

我通过"超循环结构"来给予说明。所谓"超循环结构"，就是小循环环环相套，构成一个大循环。认知科学哲学、心理学哲学、心灵哲学、人工智能哲学、认知语言学是小循环，它们环环相套，构成认知哲学这个大循环。也就是说，这些相关学科相互交叉、重叠，形成了整合性的认知哲学。同时，认知哲学这个大循环有自己独特的研究域，它不包括其他小循环的内容，如认知的本原、认知的预设、认知的分类、认知的形而上学问题等。

第四个问题是，认知哲学研究哪些问题？如果说认知就是研究人们如何思维，那么认知哲学就是研究人们思维过程中产生的各种哲学问题，具体要研究 10 个基本问题：

（1）什么是认知，其预设是什么？认知的本原是什么？认知的分类有哪些？认知的认识论和方法论是什么？认知的统一基底是什么？是否有无生命的认知？

（2）认知科学产生之前，哲学家是如何看待认知现象和思维的？他们的看法是合理的吗？认知科学的基本理论与当代心灵哲学范式是冲突，还是融合？能否建立一个囊括不同学科的统一的认知理论？

（3）认知是纯粹心理表征，还是心智与外部世界相互作用的结果？无身的认知能否实现？或者说，离身的认知是否可能？

（4）认知表征是如何形成的？其本质是什么？是否

有无表征的认知？

（5）意识是如何产生的？其本质和形成机制是什么？它是实在的还是非实在的？是否有无意识的表征？

（6）人工智能机器是否能够像人一样思维？判断的标准是什么？如何在计算理论层次、脑的知识表征层次和计算机层次上联合实现？

（7）认知概念如思维、注意、记忆、意象的形成的机制和本质是什么？其哲学预设是什么？它们之间是否存在相互作用？心身之间、心脑之间、心物之间、心语之间、心世之间是否存在相互作用？它们相互作用的机制是什么？

（8）语言的形成与认知能力的发展是什么关系？是否有无语言的认知？

（9）知识获得与智能发展是什么关系？知识是否能够促进智能的发展？

（10）人机交互的界面是什么？脑机交互实现的机制是什么？仿生脑能否实现？

以上问题形成了认知哲学的问题域，也就是它的研究对象和研究范围。

"认知哲学译丛"所选的著作，内容基本涵盖了认知哲学的以上10个基本问题。这是一个庞大的翻译工程，希望"认知哲学译丛"的出版能够为认知哲学的发展提供一个坚实的学科基础，希望它的逐步面世能够为我国认知哲学的研究提供知识源和思想库。

"认知哲学译丛"从 2008 年开始策划至今，我们为之付出了不懈的努力和艰辛。在它即将付梓之际，作为"认知哲学译丛"的组织者和实施者，我有许多肺腑之言。一要感谢每本书的原作者，在翻译过程中，他们中的不少人提供了许多帮助；二要感谢每位译者，在翻译过程中，他们对遇到的核心概念和一些难以理解的句子都要反复讨论和斟酌，他们的认真负责和严谨的态度令我感动；三要感谢科学出版社编辑郭勇斌，他作为总策划者，为"认知哲学译丛"的编辑和出版付出了大量心血；四要感谢每本译著的责任编辑，正是他们的无私工作，才使得每本书最大限度地减少了翻译中的错误；五要特别感谢山西大学科学技术哲学研究中心、哲学社会学学院的大力支持，没有它们作后盾，实施和完成"认知哲学译丛"是不可想象的。

魏屹东

2013 年 5 月 30 日

序　言

行为魅力无穷。人和其他动物都属于复杂生物，他们在能力、智力、社会交往和创造力方面均显示出了非凡的模式，同时也有不少有问题的行为。所有这些都是由于大脑对外界传入的信息有不同的解释，从而产生对信息的不同反应。

"学生心理学手册"①共七本，主要涉及思想和行为的重要性和趣味性，旨在为学习与成长发展、社会问题、思考和解决问题、反常思维和行为等有关心理学过程提供可靠的基础。丛书中涉及的相关心理学的主要流派、理论，都是简要介绍。原因在于，心理学是一门相当复杂、多元的学科，丛书仅鸟瞰了主要话题，而不集中讨论某个话题。事实上，心理学家仍在竭力探索许多问题，因此完成丛书的编写工作并非易事。如果读者对心理学的具体领域有深入钻研的兴趣，可以通过阅读参考书目

---

① 《脑与心智》英文原版书所属丛书名称——编者注。

来了解更多细节。

这套丛书依次探讨了许多话题，但每本书的内容是各自独立的，因而并不需要遵循特殊的阅读顺序。读者完全可以随意阅读，寻找并关注自己最感兴趣的话题。若选择通读全套丛书，将会发现各册彼此关联，且概观了整个心理学学科。

丛书中每本书的作者均是各自领域的专家，读者可以在书中领略思维和行为最前沿的科学知识，获得心理学最新的一些思想观念。另外，每位作者都以幽默风趣、引人注目的文风，出色地呈现了所要表达的内容。他们成功地用有趣、有效的方式化解了一些资料和许多概念的复杂性。

在《历史、视角和应用》一书中，圣迭戈大学教授肯尼思·基思将心理学的历史细节编织成知识之毯，追溯心理学如何在哲学框架中产生，并吸纳了生物学的概念，最终发展成一门与众多其他学科交织的独立学科。基思博士列举了心理学在发展过程中的代表人物，以及推动其思想形成的社会力量。

在《方法与测量》一书中，我阐释了心理学家如何通过研究方法生成新的知识。书中介绍了主要的研究方法，解释了心理学家如何开发研究方法来帮助我们解答关于行为复杂方面的问题。结构完整、充分验证的研究方法是我们认识行为必不可少的条件。此外，这些方法、途径和实践也让我们知道我们所拥有的知识是建立在可靠的研究基础之上的。

许多人都认为每个想法、行为是独立的。在《脑与心智》一书中，华盛顿大学柯克纳（Michael Kerchner）教授通过展示我们大脑的无数结构和功能是如何协同工作来创造那些看似简单和单一的行为来消除我们的这种印象。正如柯克纳所说，每个行为都是由脑内许多不同部分相互作用而产生的。柯克纳教授也分析了这种整合瓦解时会出现的状况。

《学习与思考》由西英格兰大学教授哈卡拉（Christopher Hakala）和我在伊萨卡学院共事时共同完成。这本书探索了认知心理学这一令人着迷的领域，这是一门研究人们学习、解决问题及智能呈现等过程的学科。认知心理学的迷人之处在于，它探索人们如何接收信息、整合信息和根据信息采取行动。

在《发展心理学》一书中，韦斯特菲尔德州立大学谢丽（Lynn Shelley）教授谈到了心理学的一个非常广阔的领域，它研究人从胎儿到年老的发展和变化。谢丽博士详细而生动地解释了人的成长过程和所处环境在影响个体成长、发展和改变中所起的作用。

在《人格与变态心理学》一书中，内布拉斯加大学林肯分校比罗斯测试中心的卡尔森（Janet Carlson）教授进行了多维度的人格分析，强调了影响人格正常和异常方面的过程。卡尔森博士还阐释了心理学家如何研究人格的基本性质及揭示过程。

最后一本是《社会心理学》，由伊萨卡学院霍姆斯（Jeffrey Holmes）教授和康奈尔大学辛格（Sheila Singh）教授合著。这本书探讨了人们的思想和行为是如何在与他人的交往中产生的，解释了社会环境的变化对人们思想和行为方式的明显改变。

作为这套丛书的作者，我有幸与为该丛书贡献出专业知识和深刻见解的所有作者一起工作。在合作中，我发现了我们颇为相似的地方，即我们都将研究人们的思想及其行为方式作为毕生追求。同时，对于我们研究得出的每个答案，我们还能提出同样有趣且重要的新问题。我们都一致认为，绝对找不到比心理学更加有趣的学科。

我们希望当你学习心理学的时候，这套丛书的知识可以鼓舞并吸引你，同时也希望我们的解释、例证和讲述可以激励你继续探究人之所以为人的根本原因。

——丛书主编：伊萨卡学院心理学教授

伯纳德·C. 贝因，哲学博士

目　　录

第一章　研究行为的生理学方法 / 1

第二章　神经系统功能的细胞生理学 / 30

第三章　激素和神经递质在行为中的作用 / 41

第四章　感觉和知觉系统 / 52

第五章　"微"感觉 / 62

第六章　主要感觉：听觉和视觉 / 85

第七章　精神药物 / 116

重要概念释义 / 136

参考文献 / 146

关键词索引 / 151

第一章　研究行为的生理学方法

设想一下，你家族中的每一代人中都有一些人备受怪异的行为、恼人的幻听、不安的念头等痛苦不堪的疾病折磨。你该如何寻找一种合理的解释及可行的治愈方案？或者至少可以确定这些症状如何能够减少，从而帮助受折磨的人恢复身体健康、提高生活质量？你会考虑哪些可能性的解释呢？你将如何检验这些解释呢？

也许你可以尽可能多地收集关于自己家族和其他家族中遭此破坏性疾病所折磨的患病者的信息；你可以仔细收集那些现已患病亲戚的个人经历，并仔细观察在世成员中患病者与健康者的行为方式。更具体地说，你可能会识别出患病者的共性，并找出他们有别于正常成员的特征。通过这些资料的整理和比较，那些患病者的详细病历将会呈现，这将帮助你缩小引起疾病的可能性范围，为你提出患病原因的假设提供一些线索，并引导你进一步寻找治疗方法。

人类行为的支配因素、所处的文化环境及所属的时代中已有的知识和观念，在很大程度上影响你对患病原因的推测。认识到这一点是有益的。如果你生活在公元前 4 世纪的希腊城邦，你有可能将疾病归因于血液等各种体液之间的不平衡。哲学家亚里士多德认为，大脑只具有冷却血液的功能，而赋予生命活力的灵魂存在于人体的心脏之中。直到几个世纪之后，在大量证据的积累下人们才相信是大脑而非心脏控制着我们的思想和行动。大量的个体脑损伤案例研究为此提供了很多证据，并继续指引神经科学家对脑功能展开更加深入的研究。

脑功能的个案史研究

最初，大多数科学家通过研究局部脑损伤、异常神经和心理疾病案例，得出辨别脑功能是否正常的依据。此类案例研究对了解如阿尔茨海默病（Alzheimer disease）、帕金森综合征、精神分裂症、语言或言语障碍等疾病最初的发病特征和早期的治疗起到了非常重要的作用。我们可能会遇到的一些案例（表 1.1）将在后续章节中论述。

表1.1　有助于理解脑功能的神经病学和精神病学的案例

记忆

亨利·莫莱森 （Henry Molaison）	海马和周围神经结构的双切除术造成的情景记忆衰退
K.C.	类似于莫莱森的第二种顺行性偶发遗忘症，是由脑损伤引起的双边海马受损导致的
克莱夫·韦尔林 （Clive Wearing）	脑炎引发的双侧海马病变，致使情景记忆衰退
吉尔·普莱斯 （Jill Price）	超忆症：超常的自传性记忆；现仅确认三个病例，可能是先天形成或后天成长导致的

语言

拉波茛和安勒隆 [Laborgne（"Tan"） & Lelong]	布罗卡区的损伤导致语言形成障碍，布罗卡区位于大脑左半球额叶
维克多·阿韦龙 （Victor Aveyron）	阿韦龙野孩：一个在与人类社会隔离的丛林中长大的"野孩子"，因缺乏语言开发而造成语言习得障碍
杰尼（Genie）	幼时被隔离、受父母虐待或忽略导致语言习得极度缺失
霍华德·恩格尔 （Howard Engel）	失读症：严重的认知书面文字能力的障碍，也称"词盲"。恩格尔是一名作家，有天早上醒来发现自己不认识书页上的文字，但他还能写作

精神病理学

贾贝恩四胞胎 （the Genain quadruplets）	诺拉（Nora）、艾里斯（Iris）、迈拉（Myra）和赫丝特（Hester）（NIMH）是同卵四胞胎姐妹，均患有精神分裂症（schizophrenia）

知觉

吉赛尔·莱博尔德 （Gisela Leibold）	运动盲：运动失认症。吉赛尔拥有正常的视觉敏锐度，肉眼可以清楚地看到物体；然而脑卒中（中风）损害了她的 V5 视觉区，使她无法感知到物体的移动
V.Q.,W.K.，F.A. 和其他人	幻肢：在创伤下突然失去肢体后，一些患者会认为肢体仍然存在，在疼痛时还可以移动或弯曲
J.C.	异己手综合征：该情况出现在脑损伤患者中，表现为肢体似乎不受自身控制。"异"肢会干扰正常肢体行为，引起人们对其行为的误解
D.L.,C.N.和其他人	失乐症：由脑卒中、肿瘤、神经组织退化等疾病，或者创伤性脑损伤造成的音乐感知障碍。在大多数案例中，损伤是由右半球颞叶局部病变所导致的，也存在一些先天的失乐症。失乐症者在音乐训练或者自己唱歌时，对节奏、音调和感情的感知存在障碍
D.B.,G.Y.	盲视：由大脑枕叶损伤引起的失明。尽管他们看不到物体，但是可以察觉到物体的移动，并成功躲避障碍物。视觉识别物体的能力强于贸然感知
萨克斯博士 （Dr.P.O.Sacks） 查克·克洛斯 （C.Close）	面孔失认症：尽管测试显示出这些患者拥有正常的视觉敏感度，能够准确地识别物体，以及描述人的面部特征，但他们很难识别单个面孔，甚至在某些案例中，被试者很难识别出镜子中自己的面孔。这种现象通常与大脑颞叶内特定区域的双边损伤有关

　　例如，在 19 世纪中期，法国医生保罗·布罗卡记录
了两个语言能力有明显障碍的人：拉波艮和安勒隆。拉
波艮（男，51 岁）只能说出单个词（"Tan"），而安勒隆
（男，84 岁）在脑卒中后只能说五个字。他们去世后，
布罗卡对二人的大脑进行检查后发现，他们的左脑额叶
在几乎同样的位置受到损伤。大脑的这个区域现在被命
名为布罗卡区，正如布罗卡所说，这个脑区在语言的产
生过程中扮演着重要角色。该大脑区域的损伤所造成的
语言障碍被称为布罗卡失语症。当我们研究其他脑区对
语言理解能力的影响时，案例研究也起到了同样重要的
作用。现代研究者们利用复杂的神经影像技术获取了证
据，证实了布罗卡区在语言产生，以及除语言外其他认
知和运动过程中所起的作用。

　　菲尼斯·盖奇（Phinea Gage）案例也许是最著名的
案例研究。1848 年，盖奇担任工程队的监理，负责为美
国佛蒙特州卡文迪什镇一段新铁路铺设铁轨。一个炸药
包突然发生爆炸，将一根 3 英尺（1 英尺 = 0.3048 米）7
英寸（1 英寸 = 2.54 厘米）的铁棍射入空中。不幸的是，
铁棍穿过盖奇左眼下方的位置从头骨顶端出来，损害了
大脑额叶的一个重要部分。当时并不清楚盖奇是否失去
意识，但值得注意的是，他幸免于难，并于 10 周后痊愈。
然而，事故后，盖奇的性格大变，从脾气温和、沉默寡
言，变得暴躁冲动、粗心大意。从这个著名的案例，以

及其他类似由大脑额叶损伤引起的创伤或疾病的案例，心理学家和神经病学家认识到，大脑额叶在许多高阶功能中起重要作用，尤其是在每个人个性特征的形成方面。

　　盖奇（图 1.1）及类似的案例都是由先天或者意外创伤导致的，研究人员并非有意介入。然而，还有一些损伤案例是由外科手术所致的，尽管这些手术符合伦理规范，但不可避免地破坏了特定的脑区或脑结构。因为不同于由先天或意外造成的毁坏是偶然的，外科医生操作的损伤是精确的，所以这些案例往往可能为研究大脑功能提供独特的视角。

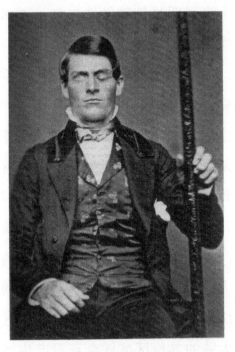

图 1.1　菲尼斯·盖奇手持刺穿其头骨并损坏伤其前额皮质的夯铁

图片来源：维基百科

另一个类似案例是亨利·莫莱森。为保护他的隐私，在 2008 年莫莱森去世前，科学文献中只记录了他名字的缩写。作为一个年轻人，莫莱森不断受到癫痫发作的困扰。在他只有 9 岁时，癫痫第一次发作，到了 18 岁，药物已经无法控制更为频发和剧烈的癫痫。为了使他从癫痫带来的痛苦中得到一些缓解甚至使他恢复正常，外科医生决定尝试一种之前仅在实验动物上进行过的治疗方案。由于莫莱森的癫痫产生于大脑两侧的颞叶组织，手术计划将发病的组织移除，从根本上消除癫痫。虽然这类手术从未在人体上实施过，但做过类似手术的健康灵长类动物并未出现明显的功能性损伤。手术成功之处在于莫莱森癫痫的发作虽然没有完全消除，但频率和强度都有所降低。而之前不起效果的药物，在手术后能够有效地控制癫痫发作时的剧烈程度。

然而，这次的实验性治疗出现了一个意想不到的不良反应，莫莱森的记忆受到极大损伤。尽管他手术前的记忆并未受到明显损伤，但他丧失了对出现在手术后的事件（片段）形成新记忆的能力。随后的研究显示，除情景记忆外，莫莱森仍有能力形成一些新的记忆。这种缺失表明，大脑中有与莫莱森手术移除的脑区并行的其他的记忆系统，也说明产生情景记忆的脑区一旦无法正常工作后，大脑的其他区域就会获得产生情景记忆的能力。莫莱森去世后，他的大脑被精心保存并赠予位于美国圣迭戈的加利福尼亚大学的研究团队。该团队将莫莱森的大脑细致地切成 2401 个薄片，以便数字化地重建大脑，精确地绘制出大脑在新的情景记忆形成过程起关键作用的区域。

　　大脑的某些区域获得了其他区域具有的功能表明，大脑的功能组织不是固定的，而是可塑的。这一特征被称为脑的可塑性。在过去几十年，大脑自身的重塑能力被极大地低估了。外科医生移除大脑某个半球的案例是最引人注目、影响深远的大脑可塑性的例证。有时这些操作被称为大脑半球切除术，用于消除产生于大脑一侧并逐渐失控扩散到整个大脑的癫痫。随着年龄的增长，大脑重塑的能力逐渐减弱，因此患病儿童为大脑半球切除术的主要对象。成人脑半球相对较小的损伤，可能表现为身体一侧明显的行为障碍、感觉的丧失或语言的改变。然而，由于儿童大脑的可塑能力较强，在接受大脑半球切除手术之后，被移除半脑的功能能够明显恢复。

　　虽然脑损伤和精神病患者的案例研究，为我们了解大脑功能性组织，以及各种生物行为学上大脑功能性障碍的病理做出重要贡献，但案例研究方法仍具有科学局限性。许多非常有趣的案例通常是罕见的、独特的，因此诵讨研究他们获取的知识可能并不普遍适用于所有个体。例如，以布罗卡命名的语言区的结论，是他在特别罕见且时机合适的巧合下遇到两个症状和病理相似的个体得出的。

案例研究也受限于它们关注的个体病理、独特的脑功能障碍或脑不健全。这三种情况均涉及侵入性手术或意外事故，也就是说案例中的大脑损伤是有意或无意造成的。这种损伤引起行为改变的原因是神经结构的受损导致了一些功能的丧失。（需要注意的是，这些改变也可能是大脑中其他部位功能的增加引起的。）通常，只有等到患者去世，再仔细研究其大脑后才能判定脑损伤的性质和程度。研究此类案例可能无法帮助我们全面精确地理解健康大脑的运作方式。那么，如何研究一个鲜活的、健康的、未受损害的大脑的结构或功能呢？如何理解人一生中大脑功能的变化呢？为了完成这些研究，研究者们借助各种相关的非侵入性手段，将大脑结构的不同活动模式或变化与行为、思想或情绪的变化联系起来。

神经活动的非侵入性方法

计算机辅助断层扫描（CAT 或 CT）利用大脑的连续横断面 X 射线图像（图 1.2，图 1.3），重建大脑的三维结构表征。磁共振成像（MRI）也被用来构建大脑的静态三维结构表征，但 MRI 形成的图像比 CT 更加精确，

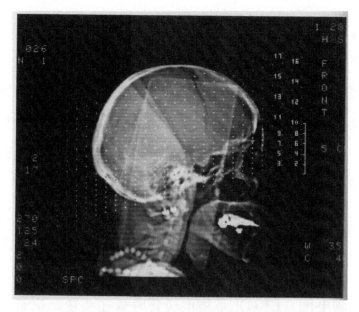

图 1.2　一位女性大脑的 CAT 扫描图

图片来源：*Shutterstock*

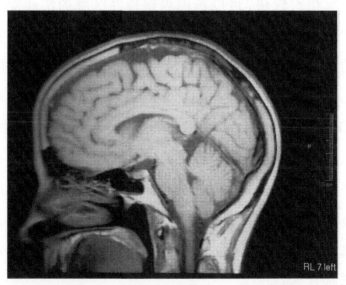

图 1.3　MRI 扫描使用无线电波和强大的移动磁场来产生健康
脑和患病脑的高分辨率结构图像，而用 CAT 不易成像

图片来源：*Shutterstock*

并且大脑不需要承担暴露在射线中的危险。CT 和 MRI
都有助于比较不同时期大脑结构的变化（如从大脑手术
或闭合性脑损伤恢复后）；也能比较健康大脑与神经发育
病变或神经退行性病变的大脑。**弥散张量成像（DTI）**
是一种相对较新的大脑结构成像方法，尤其适用于研究
连接多个脑区的主要纤维束。

　　虽然这些方法都为研究大脑结构提供了有效的图
像，但无法监测实时脑活动。其他非侵入性技术正竭力
弥补这一不足。

　　脑电图（EEG）是将电极暂时放在头皮，记录各个
脑区细胞活动产生的电活动量。EEG 以毫秒计的瞬时
分辨率相对较快，可以精确观察神经区域的快速变化与
感觉刺激、认知需求变化之间的相关性。研究中经常使
用的神经活动的检查方式是由新的感觉刺激诱发的神
经元反应模式。图 1.4 显示了诱发电位或事件相关电位
（ERP）的一个例子。刺激出现约 300 毫秒后达到一个
峰值，这是 ERP 的显著特征。这种神经反应已经在多
种神经认知和行为障碍被发现，包括精神分裂症、酒精
中毒和创伤后的应激障碍等。在一些局部障碍下，ERP
的这些畸变形式与成分异常的感觉信息的非正常处理
的症状有关。

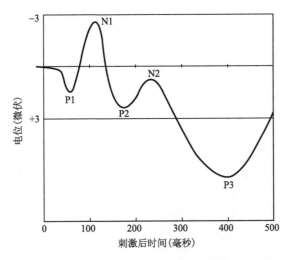

图 1.4 事件相关电位的关键组成部分①

　　正电子发射断层显像（PET）是评估区域神经活动的一种非侵入性方法，通过静脉注射放射性同位素示踪剂形成分子集聚，从血流增加判断大脑最活跃的区域（图 1.5）。PET 扫描仪借助灵敏的传感器来检测示踪剂释放出的正电子。通过选择不用的示踪剂，大脑的特定生化过程就可以被定位和观测。尽管 PET 的瞬时分辨率不如 EEG，但在辨别不同类型的大脑活动上要优于

----

　　① 这是一个事件相关电位的关键组成部分的图示。按照惯例，基线以上的波峰表示负变化，基线以下的波谷表示正变化。ERP 是通过大量外部感官刺激表现出的平均神经反应而获得的。例如，一个事件、一种新的音调或视觉刺激，可能在 100 次实验中随机出现，而这些演示后出现在脑电图上的变化的平均值即为 ERP。在事件发生后 300～500 毫秒之间出现大的 P3（P300）波谷通常被认为是大脑对这些刺激进行了处理。P3 响应的延迟可能表明处理错误。

EEG。例如，依赖于特殊的化学信使如神经递质多巴胺的脑活动。关于多巴胺、其他神经递质及神经调节功能将在本章后面详细讨论。

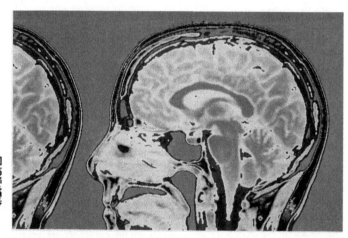

彩图 1.5

图 1.5　PET 需要分类注入各种示踪分子，这些分子在强大的射频波的作用下放射出正电子。示踪剂聚集在大脑中被激活的区域

图片来源：Harry Sieplinga/HMS 图像，生活艺术公司，Getty

　　与 PET 类似，**单光子发射计算机断层成像（SPECT）**也需要使用放射性同位素示踪剂。当这种同位素衰变时，超灵敏检测器直接记录伽马射线的发射源。虽然这个原理与 PET 的原理相似，但 SPECT 的空间分辨率不如 PET（图 1.6）。

　　虽然 EEG、PET、SPECT 都是监测大脑活动区域变化的非侵入性的手段，但与功能性磁共振成像（fMRI）相比，它们在大脑小区域活动的准确性方面的定位能力比较弱。与 MRI 一样，fMRI 可以产生非常详细的大脑结构图，其空间分辨率（2～3 毫米）优于 EEG，同时还能提供与 PET 差不多的时间分辨率（几秒到几分钟）。fMRI 利用快速振荡的强磁场来检测大脑组织的耗氧量和需求量的变化，并在解析 MRI 数据上直观地覆盖这些数据。也可以同时使用 EEG 和 fMRI，以便结合二者在时间分辨率和空间分辨率上各自的优势。

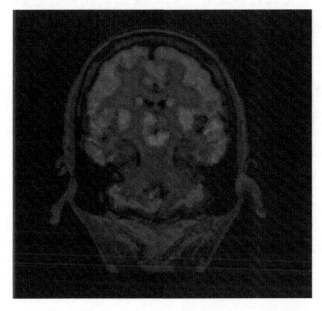

彩图 1.6

图 1.6　SPECT 扫描得到的大脑冠状图像

图片来源：Harry Sieplinga/HMS 图像，生活艺术公司，Getty

脑磁图（MEG）利用高度灵敏探测器检测大脑中生物电脉冲产生的弱磁场。与 EEG 一样，它具有较强的瞬时分辨率，但空间分辨率较差，可与 MRI 结合使用。

以上所涉及的神经影像技术都是非侵入性地、非操纵式地记录大脑活动，均无法改变神经功能。因此，从本质上看，使用这些技术的研究通常是相互关联的。也就是说，它们有助于识别当一个人被要求执行认知或感知任务时其大脑的活动模式，但它们不能证明这种激活能够引起认知或感知行为中所观察到的变化，也不能证明这种刺激对于完成任务是必要的。要想论证可观察到的行为与类似活动的关系，必须进行可操作的实验研究，对比实验组与控制组中被试者大脑功能发生的变化。你愿意成为实验组的被试者吗？如果实验研究需要暂时扰乱大脑特定区域的正常功能，检查对思想、感知和行为的影响，在有明显长期不利影响前恢复大脑正常功能，你是否愿意参加？新技术的进步已经使这一设想成为可能。

脑功能的非侵入性实验操作

正如 MEG 能够记录大脑神经活动产生的弱磁场，经颅磁刺激（TMS）能非侵入性地在大脑头皮上产生有规律的磁场，暂时且可逆地干扰神经活动。在布罗卡区对应的左半脑，TMS 已经成功地应用于布罗卡失语症等语言产生暂时感应困难的人群中。研究人员已经开始探索重复经颅磁刺激（rTMS）在临床上的可行性。一些实验报告显示，rTMS 在缓解抑郁和治愈脑卒中上有一定疗效。然而，一些研究者提醒，rTMS 所带来的长期风险还是未知的，在正式用于临床之前仍需要进一步地研究。目前，rTMS 的疗效能持续多久尚不清楚。

动 物 研 究

rTMS 作为在实验中改变大脑活动的一种方法，其效果具有明显的局限性。例如，它一般只能作用在大脑和皮质的外层。在探究大脑皮层深处的各部分功能的实验中作用不大。当没有令人信服的医学理由来进行影响大脑完整性和功能的手术时，就像莫莱森案例中存在的情况，研究者通常会依赖实验动物的实验结果。尽管非人灵长类动物、其他种类的动物都已经被用于实验研究，但啮齿动物是实验使用的主要物种。你可能会好奇，用老鼠进行的大脑研究对解释人脑功能有什么价值。很明显，我们的大脑和行为都有别于这些动物。然而，在对动物数十年的研究后，科学家们非常坚定地认为，它们与人类有明显的相似之处。

在对实验鼠实施脑创伤性手术时，通常会使用大脑结构的详细神经解剖图和立体定位仪.利用这两种设备，研究者能够非常精确地对已麻醉的实验鼠进行手术操作，更改或者记录手术中特定的神经结构和神经通路。例如，在实验鼠大脑中植入电极，当它们从植入手术中苏醒并恢复意识之后，研究者可通过植入的电极观察记录它们在执行任务时的活动或在环境中出现刺激时的反应。这些研究显示，至少有三种脑细胞帮助实验鼠识别环境：头细胞记录头部所指的方向；位置细胞在特殊环境中最为活跃；网格细胞在三个位置细胞形成一个三角形时最为活跃。研究人员发现，这些细胞与人脑中位置细胞的功能颇为相似。尽管还未在人脑中证实头细胞和网格细胞的存在，但想想这三种不同类型的细胞如何帮助你在熟悉的环境中准确定位。

另外，研究者可以手术移除动物大脑的一部分，或者切断大脑中两个区域之间的神经通路，然后观察这对动物行为的影响。这些观察通常会与一个动物控制组的行为进行对比，控制组并未真正接受神经组织的移除或阻断手术。对比后研究人员发现，手术移除大脑中含有网格细胞的神经组织会导致空间导航功能受损，妨碍动物学习在混乱中成功定位的能力。

立体定位手术（图 1.7）使在脑中植入一根细窄的导管成为可能，在动物意识清醒的情况下，可以通过导管给其用药。注入药物动物的药效开始影响行为后，与未使用药物的动物或者动物控制组的行为进行比较。利用导管在含有网格细胞的脑区注入一种暂时使神经活动丧失活性的药物，发现其损害了动物获取和保留空间信息的能力，这种空间能力能够成功地导航至少一种类型的迷宫。

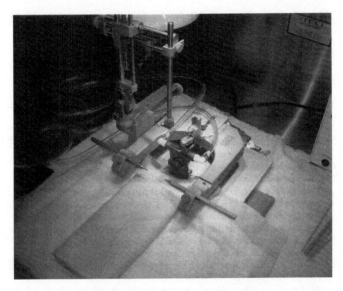

图 1.7　立体定位手术装置

图片来源：*Michael Kerchner*

研究人员采用这些侵入性的方法，借助动物模型全面理解脑组织的功能。动物模型在进一步了解基因对复杂行为特征表达的影响方面也发挥了重要作用。

基因和行为

你很可能认识一些人，他们的行为特征或疾病来自遗传。在某些情况下，基因也能够产生一些非同寻常的能力。你能纵向弯曲舌头吗？这种能力是由单个显性基

因决定的。你是 75% 的"超级味觉者"中的一员吗？这
种能力也是由显性基因决定的。如果你不能卷曲舌头也
非超级味觉者，那你就拥有这些特征的一对隐性基因。
根据 17 世纪格雷戈尔·孟德尔（Gregor Mendel）最先
描述的原则，这些特征显示了遗传的模式。

人有 23 对染色体。前 22 对（1～22）被称为常染色
体，决定你是否能够卷曲舌头和是否为超级味觉者的基
因便在其中。第 23 对是性染色体，决定生理性别。男性
有一个 X 染色体和一个 Y 染色体，女性则有一对 X 染
色体。当一个隐性或显性基因位于其中一个性染色体上
时，这个基因的表达会出现异常（依赖于个体的性别）。

如果你是男性，就有 1/10 的机会遗传缺乏感知红绿
色的能力；如果你是女性，遗传红绿色视觉缺失的可能
性则大大降低。大多数红绿色盲是由于眼睛的视网膜光
受体的遗传变异，导致对光谱中红绿部分的色调不敏感。

红绿色盲与 X 染色体的隐性特征有关。女性必须遗
传每条染色体中负责红绿色盲的基因，如果只有一条 X
染色体上有色盲的基因，女性不会色盲。然而，由于男
性只有一条 X 染色体，一旦其携带遗传色盲的基因男性
就会成为色盲。红绿色盲最常见的隐形特征是该基因位
于 X 染色体上，这就解释了男性更容易患色盲的原因。
在两性心理疾病和行为障碍方面的风险也运用了类似的
性别差异解释。

　　孟德尔遗传定律的传播方式也影响脑和神经系统的
疾病，其中不乏具有毁灭性的神经疾病。伍迪·格思里
（Woody Guthrie）是杰出的、有影响力的民谣歌手，激
励了包括鲍勃·迪伦（Bob Dylan）和威尔克乐队（Wilco）
等一代代词曲作者和歌手。威尔克乐队曾发行以自身风
格演绎格思里歌曲的唱片。1952 年，格思里被诊断出患
有显性遗传神经退行性疾病，即我们所知的亨廷顿病
（Huntington's disease, HD），并于 15 年后因此病去世。
在患病的 15 年中，格思里的神经退行性症状日益严重，
如失衡和不协调、不自主的脸部痉挛和轻度的认知障碍
等。去世的前几年，格思里的病情进一步恶化，遭受了
失衡和不协调、反复的肢体不自主运动，还有肌肉僵硬、
吞咽困难和痴呆等症状的严重困扰。

　　亨廷顿病的病因尚不明确，但可以明确的是，该症
状是由大脑内选择性区域的神经组织退化导致的，尤其
是具有控制运动功能的结构，这些结构统称为基底核。
就像许多类似的疾病，亨廷顿病是以首次描述这种疾病
症状的乔治·亨廷顿（George Huntington）医生的名字命
名的。

　　20 世纪 80 年代，南希·威克斯勒（Nancy Wexler）
带领一些研究员对委内瑞拉沿海一个岛屿患亨廷顿病居
民的遗传模式和基因进行了详细的研究，这个岛屿上亨
廷顿病的发病率非常高。1993 年，威克斯勒在 4 号染色

体上发现了亨廷顿病的基因，该基因影响大脑中被称为
亨廷顿蛋白质的产生。受影响的亨廷顿病基因突变导致
了亨廷顿蛋白质的变异，这种病理性蛋白质的聚集导致
神经元的退化。

亨廷顿病是一种显性基因的疾病；如果遗传了一对
亨廷顿病基因，胎儿无法幸存，如果只遗传了一个亨廷
顿病基因，存活概率可能截然不同。伍迪·格思里的孩
子们，包括他的儿子作曲家阿尔洛·格思里（Arlo
Guthrie），都有 50%的概率遗传了这一疾病。阿尔洛在
63 岁时还是比较健康的，也没有出现确定遗传亨廷顿病
的症状。因为这种症状通常出现在 30～50 岁，所以阿尔
洛显然已经排除了患亨廷顿病的可能性。

在显性、隐性的单基因的典型实例中，孟德尔性状
的出现并不受环境的影响。换句话说，是否是色盲、能
否卷舌或者是否患有亨廷顿病，似乎不取决于环境因
素。而且，你要么完全表现出孟德尔性状，要么一点也
不表现。

但是，并非所有的遗传模式都符合简单的孟德尔遗
传定律，也不完全取决于单基因的显性与隐性特征。遗
传学家已经发现这些简单机制中的种种例外。大部分复
杂的身体、行为特征，特别是心理学家研究的情感和认
知能力，都受到许多不同基因的影响，也经常受到环境
因素的影响。复杂的多基因性状通常表现为连续统一体，

而不是简单地出现或者不出现的问题，这种性状是一种质量性状，而非数量性状。你认为眼睛的颜色是质量性状还是数量性状？多数人都认为眼睛的颜色是质量性状，这与大多数生物学和遗传学教材上的说法一致。但有研究表明，眼睛的颜色也受到很多基因的影响。巧合的是，正如蓝、绿、棕褐色颜料有许多不同深浅的变化一样，人眼的虹膜颜色也有类似的变化，这是由不同基因的复杂交互作用决定的。因此，一些被认为是质量性状的，事实上可能是数量性状。

心理学家对那些能够导致抑郁、焦虑、成瘾、精神分裂症、孤独症、多动症、痴呆等衰弱性疾病的复杂数量性状感兴趣。多种遗传因素和环境因素决定这些性状的表达。一般用几种研究方法来确定遗传因素和环境因素在复杂的数量性状表达中所起的作用，包括家族研究、双胞胎研究、领养研究和连锁研究。

对于慢性抑郁症（depression），人们早就认识到抑郁症有家族遗传的风险，也就是说基因在其中起到了重要作用。虽然每个临床抑郁症患者都有近似的核心症状，但即使在同一个家族中，这些症状在许多方面，甚至实质性方面也不尽相同。例如发病年龄、自杀倾向、滥用药物史，以及在咨询中对药物或治疗方法的差异反应。那么，如何确定临床上出现的抑郁症是由某种基因或环境因素引起的？

你应该对复杂性状的家族研究中涉及什么有一个相对较好的想法。这些研究以相对广泛和全面的家族病史记录为基础，对出现在家族中几代成员的性状进行细致分析。研究结果表明，一个家族谱系说明了受影响个体与不受影响个体之间的关系。单基因性状的遗传遵循简单的孟德尔遗传定律，也较容易从家族谱系中识别出来。偏离孟德尔遗传机制则默认为其他遗传模式。尽管传统的家族研究有助于从数量性状中区分出质量性状，但这在确定基因对数量性状的作用方面有明显的局限性。为了完善这一确定过程，现代遗传学家利用 DNA 图谱序列进行了基于家族的连锁分析（family-based linkage analysis）。只要获取家族成员的 DNA 样本，遗传学家就可以比对受影响个体 DNA 序列的共同特征。最初，这种分析用于识别 DNA 片段上表达性状的各种染色体。随着基因组筛查成本的降低，这种分析可以扩大到种群研究。这种全基因组的连锁分析可能会发现家族连锁分析中无法识别的罕见遗传因素。在可预见的将来，这种连锁分析的准确性可能会有很大的提高。

双胞胎研究比较了同卵双胞胎（MZ）、异卵双胞胎（DZ）、同胞、远亲的特征，这有助于评估基因和环境在精神分裂症和抑郁症等复杂性状表达中的作用。当两个个体拥有相同的特征时，他们的性状一致。如果基因本身能决定性状，那么同卵双胞胎的性状应该相同，也就是说同卵双胞胎之间的性状 100% 一致。由此可以推知，异卵双胞胎有 50% 的性状是一致的，也就是说 100 对异卵双胞胎中有 50 对能表现出这些特征。兄弟姐妹相同性状的概率也是 50%。个体之间的亲缘关系越远，如表兄弟姐妹、侄女或侄子等，一致性将按比例降低。

思考一下在不同程度的亲缘关系中，出现精神分裂症的一致性率模式（图 1.8）。需要注意的是，如果精神分裂症是部分由遗传因素决定的，那么个体间的一致性就会遵循这种模式。但是，同卵双胞胎中的一致性并不是 100%。事实上，在这类研究中只有 50% 的同卵双胞胎具有一致性。很明显，除了遗传因素外，还有一些因素影响同卵双胞胎患精神分裂症的可能性，这些因素很可能是环境因素。

领养研究有助于分析环境因素在决定复杂性状表达方面的作用。例如，同卵双胞胎孤儿分别由不同家庭收养，在不同环境中长大。你能预测这对同卵双胞胎患精神分裂症的一致性有什么影响吗？如果观测到的一致性的发生率下降或上升，你会得出什么结论？哪些结果能够表明环境在改善、加剧或消除遗传因素中的作用？如果同卵双胞胎被不同的家庭收养与被同一家庭收养观测到的发病率一致性没有什么区别，又能说明什么？

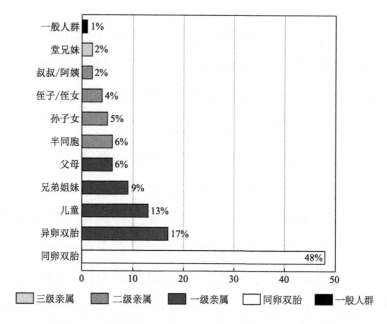

图 1.8　家族成员中患精神分裂症的分布图[①]

　　这种领养研究普遍表明，环境会影响双胞胎之间的一致性，但一般情况下抚养环境对一致性的影响很小。虽然同卵双胞胎在不同的环境中存在着相对稳定的一致性，但这并不意味着环境没有影响。大约有一半的同卵双胞胎中，有一个被诊断为精神分裂症，而另一个是健康的。如何解释这一现象呢？

―――――――――――

　　① 图 1.8 显示了在亲属被诊断为精神分裂症的情况下，家族中其他成员患精神分裂症的风险。请注意，任何两个个体间亲缘关系越近，共同基因的比例越高。然而，环境的影响也是决定患病风险的重要因素；即使是同卵双胞胎，患精神分裂症的风险也是 50%。

在过去的十年中，许多基因组项目的研究表明，基因编码的性状表达通常由 DNA 序列控制，而这些 DNA 序列曾被认为没有明显的功能。曾经被认为是"垃圾"的 DNA，现在被认为在决定基因表达项、表达位置、表达时间中具有潜在的重要作用。因此，曾经被认为无关紧要的基因组成分，现在被称为表观基因组。此外，越来越多的证据表明，表观基因组在环境因素与遗传性状表达的相互作用上起着非常重要的作用。环境对表观基因组的影响，可以决定基因表达的内容、位置和时间。即使同一家庭长大的同卵双胞胎拥有非常相似的环境因素，但其他经历并不完全一致。例如，双胞胎中的一个可能会患上流感，而另一个则不会。同样地，即使他们共享同一子宫，胎儿时期的环境中也可能存在细微的差异，这也会对他们的表观基因组产生不同的影响，使得发育早期的基因性状表达就受到了影响。表观基因组的差异解释了相同基因的同卵双胞胎会有不同的基因性状表达，以及不一致的复杂心理和生物行为特征，也解释了个人复杂基因性状的散发性疾病，虽然其家族史表明并没有患这种疾病的可能性。

随着我们对基因组和表观基因组的知识呈现指数级增长，操作它们所控制的性状表达的可能性也越来越大。当然，研究人员故意改变人类特征的基因表达是被禁止的。但在极少的情况下，基因疗法用于逆转或改善某些严重衰弱或可能致命的病情。大量的初期研究中所使用的都是转基因动物，其中一类是使用基因敲除（knock-out）小鼠。

基因敲除小鼠是一种将 DNA 功能片段（如一个基因）替换为非功能序列的动物。这种替换的结果是，某种基因的一般作用在所有该基因敲除动物中都失效了。比较基因敲除小鼠的行为与未经基因敲除的相同品种小鼠的行为，可以让我们了解某种基因表达通常具有的作用。使用来自研究人类连锁分析的信息，来识别在精神疾病特征表达上的候选基因，基于人类的许多基因也存在于老鼠体内的事实，研究人员可以创建并观察缺少这些候选基因的敲除小鼠。例如，瑞士的一个研究团队创建了一种敲除小鼠，敲除了产生一种在某些脑细胞中发现的蛋白质的功能基因，关键是，精神分裂症患者的大脑中也没有这种产生类似蛋白质的细胞。实验发现，敲除小鼠的行为与精神分裂症的行为有相似之处。敲除小鼠在处理感官刺激时表现出重复特定行为的异常反应，它们还显示出对某种药效敏感性的增加，这种药物导致精神分裂症患者的症状恶化或导致健康人摄取高于规定剂量后产生幻觉。

在上述案例中，研究人员是否创造了患有精神分裂症的小鼠并不重要。重要的是，这项研究为研究者干预特定基因、确定蛋白质在精神分裂症患者的症状中的基因表达提供了进一步的证据。在精神分裂症中，可能有许多基因和遗传因素在相互作用。尽管如此，未来对敲除小鼠的研究可能会获得有效缓解人类精神分裂症某些症状的治疗干预方法。

机构审查委员会、机构动物护理和使用委员会及研究伦理

值得注意的是，所有使用人类和动物进行的实验研究都必须在开始实验前通过相关伦理委员会的审查，以确保符合当代的研究原则。这些原则的制定是为了符合社会道德行为标准，以保护人类参与者和动物被试者免受不可接受的风险或痛苦。这些原则一方面要求人类参与者必须充分了解研究潜在的风险及研究利益；另一方面要求研究人员必须在得到参与者的同意后才可进行实验。进行动物研究或儿童研究时，不能假定知情同意。研究人员在这些情况下将遵循更高的标准，还有额外的监督要求，保证采取合理和道德的研究方法。因为这类实验没办法获取知情同意，所以潜在的社会利益是进行这些实验研究的充足理由。

延 伸 阅 读

American Psychological Association(APA). Responsible Conduct of Research. Available at http://www.apa.org/research/responsible/index.aspx.Restrieved November 2011.

Corkin, S. "What's New with the Amnesic Patient H. M.? " *Nature Reviews Neuroscience* 3(2002): 153-160.

Fields. R. D. (April 2011). "The Hidden Brain." *Scientific American Mind*, 22(April 2011): 52-59.

Fleischman, J. *A Gruesome But True Story about Brain Science*. Boston, Mass.: Houghton Mifflin, 2002.

Huntington's Outreach Project for Education [Stanford University]. Available at http://hopes.stanford. edu/home. Retrieved November 2011.

Institute for Laboratory Animal Research(ILAR). Available at http://dels.nas.edu/ilar. Retrieved November.

Malcolm Macmillan's Phineas Gage Information Site. Available at http://deakin.edu.au/hmnbs/psychology/gagepage/.Retrieved November 2011.

NOVA Epigenetics. Available at http://www.pbs.org/wgbh/nova/body/epigenetics.html. Retrieved November 2011.

NOVA Science NOW: The Man Who Couldn't Remember. Available at http://www.pbs.org/wgbh/nova/body/corkin-hm-memory.html. Retrieved November 2011.

NOVA The Secret Life of the Brain. Available at http://www.pbs.org/wnet/brain/index.html. Retrieved November 2011.

Ridding M. C., and Rothwell, J. C. "Is There a Future for Therapeutic Use of Transcranial Magnet Stimulation?" *Nature Reviews Neuroscience*, 8(2007): 559-567.

Ridley, M. *Nature via Nurture. Genes, Experience, and What Makes Us Human*. New York, N. Y: Harper Collins. 2003.

Sacks, O. *The Man Who Mistook His Wife for a Hat and Other Clinical Tales*. New York N. Y.: Touchstone, 1998.

Society For Neuroscience "Brain Briefings." Available at http://www.sfn.org/index.aspx?pagename=brainbriefings_main.Retrieved November 2011.

UC San Diego Brain Observatory. Available at http://thebrainobservatory.ucsd.edu/.Retrieved November 2011.

Woman's Long-Term Memory Astonishes Scientists. Available at http://www.npr.org/templates/story/story.php?storyld=5350362. Retrieved November 2011.

第二章　神经系统功能的细胞生理学

神经元和神经胶质

实际上,神经系统是由几个功能各异的系统组成的。中枢神经系统（CNS）和周围神经系统（PNS）是两个主要的系统。中枢神经系统由颅骨中的大脑和脊柱中的脊髓组成。周围神经系统包括颅骨和脊柱外全部神经组织,包括两个分支：躯体神经系统和自主神经系统。我们首先考察神经元和神经胶质的细胞独特性,再分析这些系统的功能组织和特殊性。

每个器官中的细胞都是专门为该器官的功能而存在的。肺部组织有呼吸功能；肾脏细胞有排泄功能；神经系统的细胞负责在不同的器官之间传输生物电信号——神经信号。产生这些功能的细胞就是神经元,而协助神经元功能的细胞被称为神经胶质。

神经元的关键组成部分如图 2.1 所示。细胞体包含细胞核、大量的细胞器（如线粒体、核糖体），还有树突和从体细胞中延伸出来的轴突，它与其他神经元、器官和组织形成相互关联的网络。神经元产生的信号从细胞体沿轴突传播。轴突的末端向另一接收神经元延伸，并通过一个被称为突触的微小缝隙与该神经元沟通。突触连接可能发生在轴突与另一个神经元的体细胞之间，如轴体细胞突触。但其他的突触排列也可能发生。例如，轴突突触发生在一个神经元的轴突和另一个神经元的轴突之间，而轴突-树突突触发生在一个轴突和一个接收神经元的树突之间。神经元之间相互作用的潜在复杂性是令人震惊的。从根本上说，神经是许多神经元的轴突束。更大的神经集合形成纤维束。

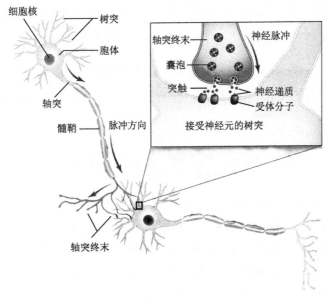

图 2.1　神经元的关键构成部分

有几种类型的胶质细胞与神经元之间关系密切。一些胶质细胞将轴突包裹形成髓鞘，提供结构性支撑，也加快神经信号沿着轴突传输的速度。髓鞘主要由隔离轴突的脂质组成。在中枢神经系统中形成髓鞘的胶质细胞被称为少突胶质细胞（oligodendroglia），而周围神经系统中的施万细胞（Schwann cell）形成髓鞘。

除少突神经胶质细胞和施万细胞外，还有其他许多胶质细胞为中枢神经系统和周围神经系统提供结构和功能支持。但直到 2012 年，神经胶质细胞在神经系统健康功能方面的作用仍被低估。胶质一词源于希腊语，原意为"胶水"，但胶质显然比原意有更多的功能。另外两种神经胶质细胞：小胶质细胞和星形胶质细胞，分布于大脑和脊髓中，它们能够相互交流也能与神经元交流，并能促进协调过程，从而限制和修复神经损伤和神经疾病。随着年龄的增长，神经胶质细胞的功能会衰退，从而增加患上各种神经退行性疾病的可能性。在一些病例中，神经胶质细胞可能参与了神经退行性疾病如艾滋病、肌萎缩侧索硬化（ALS）[①]和阿尔茨海默病的产生。

---

① 肌萎缩侧索硬化也称卢·格里克氏症，1869 年沙尔克（Charcot）首次诊断出这种疾病，这是运动神经元病的一种，患者大脑、脑干和脊髓中运动神经细胞受到侵袭，患者肌肉逐渐无力以致瘫痪，俗称"渐冻人"。因著名棒球运动员卢·格里克（Lou Gehrig）死于此病，所以被称为卢·格里克氏症（Lou Gehrig's disease）。——译者注

静息电位和动作电位

动作电位是胞体沿轴突传递的生物电信号。每个动作电位之间的神经元处于相对静止状态，但在此期间神经元也会有选择地在细胞膜中移动带正电荷和负电荷的离子，从而造成神经元内外的电荷差。神经元内带电离子的聚集和在细胞外空间形成的这种电荷差，将近－80～－50毫伏。这就是神经元的静息电位。我们从带电离子分布不均的机制分析中来理解静息电位是如何产生动作电位的。

静 息 电 位

神经元的细胞膜是半渗透性的，这意味着在主动传输机制运作下，细胞质中的一些成分和细胞膜的外空间可以穿过细胞膜。神经元轴突膜传输的实际上是细胞膜的蛋白成分。这些蛋白质有选择性地结合在特定的离子上，并将它们从细胞膜的外空间输送到细胞质中，或者将它们从神经元内输送到细胞膜外空间。传输器从神经元内部排出大约 3 个钠离子（Na^+），与神经元中提取出的 1 个钾离子（K⁺）进行交换，从而产生细胞的静息电位。基于这个过程，该传输器被称为钠钾泵。还有一些促成静息电位的带电离子不均匀地分布在神经元内外，如神经元处于静止状态时，氯离子（Cl⁻）和钙离子（Ca²⁺）在神经元外的浓度高于神经元内。但我们考虑到细胞膜两侧神经元静止时所有正电荷和负电离子的浓度，电荷的差异就相当于静息电位，神经元内部相对于外部而言是带−80 毫伏～−50 毫伏负电的。

动作电位及其轴突传导

静息时细胞膜内外带电离子的分布不均导致不均衡电梯度。基于电荷在细胞膜内外的差异，在细胞膜渗透性允许的情况下，静电力倾向把正离子吸进细胞内部。此外，如果细胞膜的渗透性允许，离子浓度梯度的差异生成的渗透压倾向于将细胞外浓度较高的离子吸入细胞内，将细胞内浓度较高的离子传输到细胞外。

如果细胞膜的渗透性发生变化，只允许钠离子不受阻地穿过细胞膜会发生什么？在回答这个问题之前，请先仔细阅读表 2.1。

静息神经元的内部携带负电荷，因此，如果钠离子不受阻地穿过细胞膜，那么它们就会沿着静电梯度流动，从带正电荷的细胞外流向带负电荷的细胞内，直到达到电荷平衡。同样，渗透梯度也将钠离子吸入神经元内，直到神经元膜内外的钠离子浓度相对平衡。

表 2.1　关键离子在典型的神经元的静息电位（−70 毫伏）状态下细胞内外的相对浓度

	钠（Na^+）	钾（K^+）	钙（Ca^{2+}）	负离子
细胞外浓度	高	低	高	低
渗透力方向	↓	↑	↓	↑
静电力方向	↓	↓	↓	↑
细胞内浓度	低	高	低	高

钠离子在神经元膜内外渗透性的变化引发了一个动作电位，即神经信号从胞体沿轴突移动到突触。当神经元膜允许钠离子顺利穿过它时，钠离子就会进入神经元，使得神经元内的正电离子多于静息电位状态下的正电离子。由于渗透力大于静电力，神经元内的正电离子实际上远多于神经元外的正电离子，常常达到 50～70 毫伏的峰值。

上述钠离子在膜透性方面的突变机制是细胞膜中蛋白质通道打开或关闭的结果。这些被称作电压门控的钠离子通道。

轴突中电压门控的钠离子通道的打开方式是：当一个神经元接收到另一个神经元发出的激活信号后，引起接收神经元细胞膜小幅度地去极化，如幅度从−70 毫伏到–60 毫伏。此时，关闭的电压门控的钠离子通道突然打开，允许钠离子进入神经元，并迅速改变这个细胞膜的相对电荷。在神经元内的正电荷多于神经元外，达到30 毫伏的峰值后，电压门控的钠离子通道关闭。

与此同时，第二组电压通道从关闭变为打开，选择性地允许钾离子根据渗透力和静电梯度的情况穿过细胞膜。渗透力和静电梯度使钾离子从神经元内冲向神经元外。这不可避免地导致穿过细胞膜的电荷再一次逆转，最终达到并超过最初的静息电位，从而使神经元发生超极化。此时电压门控的钾离子通道再次关闭，钠离子/钾离子泵再次建立神经元的静息电位。

图 2.2 总结了动作电位的产生机制，从动作电位点的产生到静息电位复位点的整个过程，仅需要 2.5～3 毫秒。

现在考虑一下，如果有种毒素阻塞了电压门控的钠离子通道，这会对人神经系统的动作电位产生什么影响？事实上，一些神经毒素确实是电压门控的钠离子通道的阻断剂，如一些河鲀的肝脏和卵巢内含有的河鲀毒素（TTX）。河鲀是做寿司的食材，因此，在准备这种食物时需仔细清除河鲀毒素。偶尔也有人不幸吃了未处理干净河鲀毒素的河鲀寿司被送到医院的急诊室急救。由于没有有效的解毒药，治疗结果取决于食用毒素的剂量、接受紧急治疗的时间，以及医护人员消除患者体内河豚毒素所能采取的有效措施。

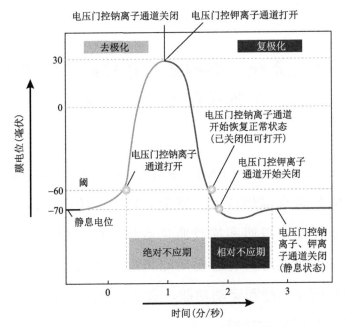

图 2.2　神经元膜的动作电位①

　　轴突电位一般发生在位于神经体细胞和轴突的连接处的轴丘。在此处，动作电位沿轴突向突触方向移动，髓鞘加快了动作电位轴突传导的速度。沿髓鞘的轴突传导速度超过没有沿髓鞘的轴突传导速度。另一个影响轴突传导速度的因素是轴突直径，直径越大，轴突传导越快。常见的速度变化是从每秒 1 米到每秒 100 多米。

----

　　① 在动作电位中改变神经元膜对钠离子、钾离子渗透力的过程。一旦穿过神经元膜电荷到达激活阈值，电压门控的钠离子通道打开，钠离子进入神经元，变为正电荷。当动作电位达到峰值时，钠离子通道关闭，电压门控的钾离子通道打开。钾离子进入神经元，细胞外空间带负电荷（降低了细胞外的钾离子浓度）。最终，钾离子通道关闭，钠离子和钾离子泵恢复钠离子、钾离子的最初分布，重建了静息电位。

周围神经系统：脑神经、脊神经、躯体神经系统和自主神经系统

周围神经系统（PNS）中有 12 对脑神经直接来自脑底，它们分别提供传入（感觉）功能、传出（运动）功能，如控制平滑肌和横纹肌的收缩、控制腺体活动。有 4 对脑神经同时具有感觉功能和运动功能，而 4 对脑神经兼具感觉功能和运动功能。表 2.2 列出了 12 对脑神经的名称及其主要功能。

表 2.2 12 对脑神经及其功能

	脑神经	功能
1	嗅神经	嗅觉（感觉）
2	视神经	视觉（感觉）
3	动眼神经	眼动（运动）
4	滑车神经	眼动（运动）
5	三叉神经	脸、牙（感觉）；下颚（运动）
6	展神经	眼动（运动）
7	面神经	面部、舌、软腭（感觉）；面部肌肉、唾腺、泪腺（运动）
8	前庭蜗神经	平衡和听觉（感觉）
9	舌咽神经	味觉和口腔感觉（感觉）；喉咙肌肉（运动）
10	迷走神经	内省感觉（感觉）；内脏器官（运动）
11	副神经	颈部肌肉（运动）
12	舌下神经	舌肌（运动）

周围神经系统的传入纤维神经和对应的传出纤维神经均源于脊髓。共有 31 对脊神经，对应的骶椎分别是颈 8 对、胸 12 对、腰 5 对、骶 5 对、尾 1 对。传入纤维经由每根脊神经的背根（最靠近背部）进入脊髓，而传出纤维经由每根脊神经的腹根（最靠近腹部）离开脊髓。

每根脊神经所包含的纤维组成周围神经系统的躯体和自主神经分支。躯体神经分支包括支配骨骼肌的传入纤维和传出纤维，在一些教科书中，躯体神经系统被描述为控制自主行为。然后，不自主行为也由躯体神经系统控制，最典型的例子是体检中常见的"膝跳反射"。小腿的自主和不自主行为都是由躯体神经系统控制的。周围神经系统的自主神经分支又分为副交感神经系统和交感神经系统。尽管自主神经系统通常调节无意识或下意识行为，但情况并非总是如此，因为某些自主神经功能（如心率、血压），可以在生物传感器和生物反馈训练的帮助下有意识地得到控制。

自主神经系统的副交感神经分支通常在休息时调节呼吸和消化系统的功能，以及储存能量。副交感神经系统的活动通常会减缓心率、降低血压、促进消化和刺激唾液分泌。然而，在需要消耗能量时，自主神经系统的交感神经分支被激活。交感神经系统的活动通常会加快心率、升高血压、抑制消化和唾液分泌。

延 伸 阅 读

Bean, B. P. "The Action Potential in Mammalian Central Neurons." *Nature Reviews Neuroscience*, 8 (2007): 451-465.

Carlson, N. R. *Physiology of Behavior*. 10th ed. New York, N. Y.: Allyn & Bacon, 2010.

Carter, R. *The Human Brain Book*. New York, N. Y: Publishing, 2009.

Howard Hughes Medical Institute (HHMI) Virtual Neurophysiology Lab. Available at http://www.hhmi.org/biointeractive/vlabs/neurophysiology/index.html.Retrieved November 2011.

Neuroscience for Kids. Available at http://faculty.washington.edu/chudler/neurok.html. Retrieved November 2011.

YouTube. Available at http://youtu.be/SCasruJT-DU. Retrieved November 2011.

第三章 激素和神经递质 在行为中的作用

除神经递质外，激素是另一个主要的化学信使。虽然大脑自身产生一些神经活性激素，但激素的主要来源是内分泌腺（表 3.1）。事实上，大脑本身可以被看作一个内分泌腺。要了解大脑的内分泌特性，有必要对下丘脑-垂体-肾上腺（HPA）轴作一番简要的介绍（图 3.1）。

表 3.1 主要的内分泌腺、激素及其功能

内分泌腺	主要激素	主要功能
松果体	褪黑激素	
下丘脑	促肾上腺皮质素释放激素（CRH）	刺激促肾上腺皮质激素的产生
	促性腺激素释放激素（GnRH）	刺激黄体生成素、促卵泡激素的产生
	生长激素抑制激素	抑制生长激素释放
	下丘脑分泌素	调节睡眠、新陈代谢
脑垂体后叶	后叶催产素	生殖过程（如女性的子宫收缩、吸吮反射）
	后叶加压素（抗利尿激素）	调节血压、排尿
脑垂体前叶	促肾上腺皮质激素（ACTH）	刺激肾上腺释放皮质醇
	促生长激素	骨骼生长、肌肉生长
	促甲状腺激素（TSH）	调节新陈代谢
	促黄体生成素（LH）	促进性腺激素分泌
	促卵泡激素（FSH）	促进性腺激素分泌

续表

内分泌腺	主要激素	主要功能
甲状腺	甲状腺素	钙代谢
副甲状腺	副甲状腺素（PTH）和降钙素（CT）	促进（副甲状腺素）或抑制（降钙素）钙代谢
肾上腺	皮质醇、醛固酮	加压反应、免疫反应；体液平衡、离子平衡
胰腺	胰岛素	肝糖原储存；血糖利用
	胰高血糖素	糖原转化为葡萄糖
卵巢	雌激素、黄体酮、雄激素	生殖
睾丸	雄激素、雌激素、黄体酮	生殖

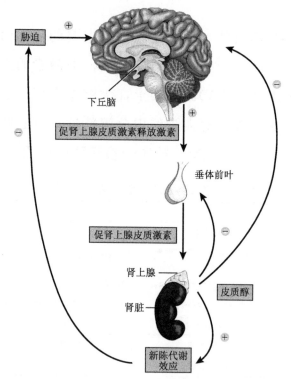

图 3.1　下丘脑-垂体-肾上腺（HPA）轴①

---

① 图 3.1 是下丘脑-垂体-肾上腺（HPA）轴的图解。加号（+）表示皮质醇释放的影响因素，减号（-）表示负反馈对皮质醇释放的抑制影响。

下丘脑-垂体-肾上腺（HPA）轴

下丘脑位于大脑中心、丘脑的下方。下丘脑由大量的核组成，这些核在调节新陈代谢、体温、体液平衡、唤醒、生殖等基本生理过程中共同发挥重要作用。因此，下丘脑的核引起动机状态，如饥饿、口渴、恐惧、攻击、睡眠、性唤起等。这些状态（部分）通过调节激素的产生和释放来实现，先从垂体腺开始，再到其他内分泌腺，如肾上腺。HPA 内的正负反馈控制着激素的生成和释放。例如，压力环境通过 HPA 内的正反馈触发肾上腺激素如皮质醇的适应性增强。促使下丘脑内促肾上腺皮质素释放激素（CRH）的增加。CRH 经由毛细血管丛传递至脑垂体前叶，诱发脑垂体内促肾上腺皮质激素（ACTH）的增加。随着循环中 ACTH 水平的上升，诱发肾上腺皮质释放出更多的皮质醇。一旦皮质醇水平升高，HPA 内的负反馈就会抑制 CRH、ACTH 的进一步产生，使皮质醇水平降至最初基线。

你有没有想过早晨醒来可能是一个压力源？事实上，每天早晨醒来大约 30 分钟后，HPA 的正反馈调节使皮质醇水平急剧上升。几个小时之内，皮质醇水平降到最初基线，直到傍晚再次升起，睡前回到最初基线。

研究人员发现，抑郁症与皮质醇水平持续升高有关。尽管并非所有抑郁症个体在几天或几周内都会出现这种皮质醇分泌日常模式的改变，但这可能表明，慢性压力源或 HPA 轴的失调都有可能导致抑郁症。一些研究发现，负反馈缺失可能导致抑郁症皮质醇水平升高。有趣的是，失眠、嗜睡等睡眠混乱是抑郁症的症状之一。可以想象，皮质醇分泌缺乏日常节奏后，一些抑郁症患者就会被睡眠失调所困扰。大脑内调节睡眠的另一个神经内分泌的组织是松果体。松果体可产生褪黑素，通常在临睡前达到最高值。

下丘脑-垂体-性腺（HPG）轴

类似地，下丘脑-垂体-性腺（HPG）轴（图 3.2）调节两性（男性与女性）生殖系统的激素分泌。在这种情形下，抑制、释放激素分泌的下丘脑控制着睾丸或卵巢的性腺激素。也就是说，下丘脑通过抑制或促进垂体激素的释放，从而控制性腺激素的生成。下丘脑的神经内分泌细胞产生促性腺激素释放激素（GnRH）。在 GnRH 达到峰值时，脑垂体前叶释放促黄体激素（LH）和促卵泡激素（FSH）。对于男性，LH 通过睾丸促进睾丸激素的产生；对于女性，LH 在月经周期中段促进雌激素达到峰值，从而有助于排卵。FSH 促进男性生成精子；FSH 促进女性卵泡的成熟，且 FSH、LH 在排卵前均达到峰值。

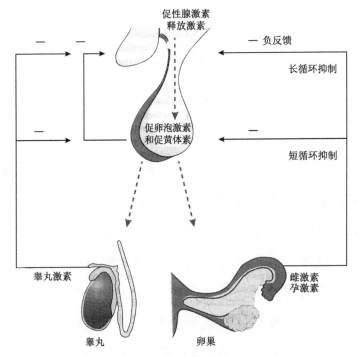

图 3.2 两性下丘脑-垂体-性腺（HPG）轴[①]

下丘脑在调节内分泌激素上起重要作用，明显表现在两性青春期后的性腺激素的不同分泌方式。女性月经周期由 HPG 轴的活动模式调节，这种活动模式的周期为

---

① 图 3.2 显示两性下丘脑-垂体-性腺（HPG）轴，左边是男性的 HPG，右边是女性的 HPG。正（虚线箭头）、负（黑色负号）反馈调节性激素的循环水平。HPG 中不同的正负反馈机制，解释了两性不同的生殖循环。

26～28 天，GnRH、LH、FSH 的峰值大约出现在月经周期中段。相比之下，男性的下丘脑每天大约间隔 45 分钟就会出现 GnRH、LH、FSH 的高峰。HPG 中不同的正负反馈机制，解释了两性不同的生殖循环。

后叶加压素、后叶催产素和亲密联结

过去十年，后叶加压素（VP）、后叶催产素（OXT）是两种备受关注的神经内分泌激素。这两种激素的增多与个体间社会联系的形成有关。下丘脑中特殊的神经内分泌细胞直接进入垂体后叶，生成 VP、OXT。VP 的一个功能是通过抑制排尿达到液体潴留。OXT 促进孕妇在分娩时的子宫收缩，哺乳妇女释放的 OXT 促进乳汁分泌。进一步的研究显示，VP 或 OXT 的释放有助于父母与婴儿之间纽带的形成。通过比较一夫一妻配对和多配偶交配的啮齿动物的神经内分泌差异，可以证明 VP 在配对关系形式中的作用。VP 的激增似乎是一夫一妻组合形成的关键。另外，一夫一妻田鼠的下丘脑中有非常密集的 VP 受体，而非一夫一妻鼠类动物下丘脑中的 VP 受体相对较少。鼠类用于一夫一妻配对形式的 VP 受体中的 AVP1AR 受体，也存在于人类大脑中。但是，个体所呈现的 VP 受体的具体类型依赖于三种不同的遗传基

因。2008 年欧美一组研究人员发现，携带一个特殊 VP
基因中两个 RS3-334 副本的男性所感知到的伴侣关系强
度，弱于携带其他形式的同种基因的男性。研究证明，
人类 VP 基因的变异与伴有社交困难和移情障碍的孤独
症有关。

在人类参与的实验中已经发现，OXT 能促进同理
心、信任感和个体间的社会联系。实验发现，初为父母
的 OXT 循环水平明显升高。在一项将钱委托给陌生人
的货币游戏研究中，受试的大学生分别吸入含有 OXT
的鼻喷雾剂和安慰剂后发现，前者比后者更有可能将更
多的钱委托给陌生人。另一项研究显示，鼻内的 OXT
能帮助记忆熟悉面孔，但在记忆熟悉的物体时不起作用。

表 3.1 列出了其他内分泌腺、生成的激素及其功能。
瘦素、饥饿素这两种非典型的内分泌调节器应该被关注，
两者都在调节饥饿感、饱腹感、肥胖等方面发挥着重要
作用。上述两个研究表明，可能有大量的内分泌信息源
于器官，而不是源于传统的内分泌腺。

瘦素、饥饿素和体重调节

你可能对美国人现在的肥胖危机有所耳闻。针对该
危机而"打响"的减肥战触发了人们对神经内分泌因素

展开了深入的研究，这些神经内分泌因素可能会导致一些人肥胖或者得与肥胖相关疾病的风险增加。十多年前，一项关于容易出现体重超标的突变小鼠的研究发现，这些小鼠的循环中集中了比同窝出生的瘦鼠体内浓度更高的一种化学信使。这种化学信使即为瘦素（LPTN）。另一种 LPTN 循环水平异常低的突变小鼠也有极度肥胖的倾向。这种明显的矛盾是因为 db/db 突变体对 LPTN 不敏感，而其他类型的肥胖突变体无法产生 LPTN。当后一组有 ob/ob 突变体的肥胖小鼠注入 LPTN 后，它们的体重减轻了。研究人员马上开始研究人类肥胖者是否像 ob/ob 小鼠那样缺少 LPTN，或者对 LPTN 不敏感。如果病态肥胖者类似于 ob/ob 小鼠，可以通过增加血液中 LPTN 的循环水平进行治疗。不幸的是，绝大多数病态肥胖者对 LPTN 不敏感。

随后的研究确认了 LPTN 是肥胖之源。LPTN 受体位于 ob/ob 小鼠的下丘脑。因此，当前的证据表明，LPTN 的循环水平是大脑用来测量有多少储备能量是脂肪的手段。通常情况下，当 LPTN 水平随着脂肪所占体重比例的增加而上升时，可压制饥饿感并调整新陈代谢，使得体重维持在正常健康范围。当脂肪储备的能量耗尽时，LPTN 的循环水平下降，则产生饥饿感、调整新陈代谢，将多余的热量转化为脂肪。目前尚未完全明确许多人对 LPTN 变得不敏感的原因，但这可能与我们目前的生活方式和日常饮食有关。

根据上述假设，肥胖与某种可以限制食物摄入，并将多余的热量转化为脂肪的机制损害有关。另一种假设是，肥胖可能与促进饥饿的机制有关，即使不需要额外的热量摄入时仍产生饥饿感。这种情况可能是内分泌信号引发的饥饿感，刺激摄入多余的热量。研究人员偶然发现胃里某种特殊内分泌细胞产生的化学信使符合这一描述。空腹或胃里面的东西营养价值特别低的时候，这些细胞会产生饥饿素。饥饿素受体位于下丘脑，下丘脑内也可产生一些饥饿素。饥饿素的循环水平在禁食期间上升，也与主观的饥饿感呈正相关。虽然饥饿素水平一般会在饭后明显下降，但这很少出现在肥胖者中。

普拉德-威利综合征（PWS）是一种影响儿童的罕见遗传病，其特征是发育迟缓、学习障碍、肌张力低、运动协调能力差等症状。患病儿童呈现出暴饮暴食或不加选择地摄取食物等症状，一般类似于异食癖，如摄入泥土、渣滓、卵石等无营养的物质，如果饮食和食物不受限制，他们的体重就会增加。研究表明，患有 PWS 的儿童体内的饥饿素水平较高，但也可能有其他因素导致他们对诱发饱腹感信号的反应降低。

值得注意的是，我们考虑到调节饥饿感、饱腹感和体重的激素因素的范围有限。研究者们发现，许多其他化学信使最终也会影响人们的饮食习惯，进而增加个体变胖或厌食的风险。其他的激素和各种神经递质系统也会影响饮食方式、基础代谢，最终影响体重。此外，环境因素和社会因素也发挥着重要作用。

延 伸 阅 读

Carter, C. S., and L. L. Getz. "Monogomy and the Prairie Vole." *Scientific American* 268, no. 6 (June 1992): 100-106.

Feldman, R., A. Weller, O Zagooty-Sharon, and A. Levine, A. "Evidence for a Neuroendocrinological Foundation of Human Affiliation: Plasma Oxytocin Levels Across Pregnancy and the Postpartum Period Predict Mother-Infant Bonding." *Psychological Science* 18, no. 11 (2007): 965-970.

Flier, J. S., and E. Maratos-Flier. "What Fuels Fat." *Scientific American* 297 (September 2007): 72-81.

Howard Hughes Medical Institute Holiday Lecture (2004): *The Science of Fat*. Available at http://www.hhmi.org/biointeractive/obesity/lectures.html.Retrieved November 2011.

Insel, T. R., and L. J. Young. "The Neurobiology of Attachment." *Nature Reviews Neuroscience* 2 (2001): 129-136.

Kuchinskas, S. *The Chemistry Connection: How the Oxytocin Response Can Help You Find Trust, Intimacy, and Love*. Oakland, Calif.: New Harbinger, 2009.

Lupien, S. J., B. S. McEwen, M. R. Gunnar, and C. Heim. "Effects of Stress Throughout the Lifespan on the Brain, Behavior, and Cognition." *Nature Reviews Neuroscience* 10 (2009): 434-445.

Nelson, R. J. *An Introduction to Behavioral Endocrinology.* 4th ed. Sunderland, Mass.: Sinauer, 2011.

NIH Prader-Willi Syndrome Information. Available at http://www. nichd.nih.gov/health/topics/Prader_Willi_Syndrome.cfm. Retrieved November 2011.

Zak, P. J. "The Neurobiology of Trust." *Scientific American* 298 (June 2008): 88-95.

第四章　感觉和知觉系统

"如果所触、所闻、所尝、所见是真实的，那'真实'就只是对大脑中电信号的解释。"

——《黑客帝国》（1999）

"纯粹的感觉是成人生活中不存在的抽象概念。任何影响我们感官的事物都会引起大脑的反应，这些反应一定程度上依赖于过去的经验，其结果在人脑意识中被描述为感觉所暗示的想法……因此，大脑是集感觉、生殖于一体的过程，并为我们提供了感知内容。"

——威廉·詹姆斯《心理学简编》（1892/2001）

我们每时每刻对周围世界的有意识体验是由什么构成的？引文出自威廉·詹姆斯于 19 世纪末所写的心理学文本，它界定了经验的两个组成部分：感觉和知觉。感觉是环境对舌、耳、眼等各种感觉器官作用的产物；知觉则是不同神经系统的相互复杂作用的结果。詹姆斯认为，对经验的有意识感知没有得到充分的认识，它不仅仅是感觉经验的简单集合，而且也是感觉转换为知觉的过程。人们在感知过程中重建、创造着现实世界。身体、大脑的发展阶段影响着创造过程，与环境互动方式的改变也影响着创造过程。许多感知的错觉生动反映了这一现象，精神药物、脑损伤和疾病可以扭曲或改变正常的感知过程。看看下面经典的感知视觉错觉案例（图 4.1，图 4.2）。

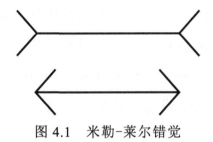

图 4.1 米勒-莱尔错觉

在图 4.1 中，两条线段中哪一个更长？

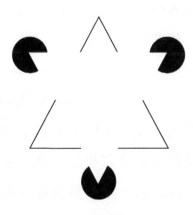

图 4.2 卡尼萨三角

在图 4.2 中，你能看到几个三角形？

图 4.1 中的谜题被称为米勒-莱尔错觉。大部分人认为第一条线比第二条长，实际上两条线一样长。图 4.2 中的谜题被称为卡尼萨三角。多数人看到的是分别朝上、朝下的两个重叠三角形。事实上，它是一个间断的三角形图像，三边不相连，但存在一个认为两个三角形的边都存在的强烈错觉。

尽管这些图是心理学基础课程中常见的视觉错觉案例，实际上其他感知系统也受错觉的影响。桑伯格的热烤架错觉（Thunberg's thermal grill illusion）是触觉错觉的一个例子。这个错觉实验要求自愿参与者将手掌放在烤架的金属条上，并以冷（20℃）热（40℃）交替的方式自动调节烤架上金属条的温度。请注意，正常皮肤温度为 30～37℃，几乎是烤架的平均温度。尽管忽冷忽热的金属条也会让人感到不舒服，但多数参与者报告的是"刺痛""灼烧"和非常痛苦的体验。

瑞典卡罗林斯卡医学院的瓦莱丽·佩特科瓦（Valerie Petkova）和恩里克·艾尔松（Eenrik Ehrsson）提出了另一个令人印象深刻、反直觉的触觉错觉的例子。在他们的研究中，佩特科瓦和艾尔松成功地改变了被试者的触觉，让他们确信自己的一条手臂被橡胶假肢代替了。被试者坐在桌前，两只手臂平行放在桌上，其中一只手臂放在挡板后（图 4.3）。研究人员为每个被试者的桌上准备了橡胶手臂，纤维布覆盖住被试者可见的一只真实手臂和一只橡胶手臂，因为橡胶手臂在被试者的视野内，所以此时橡胶手臂似乎代替了挡板后的真实手臂。接着，同时按压橡胶手臂的手指和挡板后真实手臂的手指。被试者越来越能强烈地感到橡胶手臂是身体的一部分。他们的触觉感知来源于橡胶手臂。但按照同样的方法，被试者被蒙住眼睛时不会出现错觉。被试者必须看到橡胶手臂被触摸、看到橡胶手臂处在真实手臂应该在的位置时，才会出现错觉。

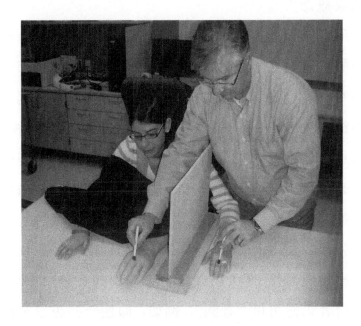

图 4.3 "幻触"感知错觉实验

图片来源：Michael Kerchner

从这些触觉错觉的例子中我们能得出什么结论呢？第一个结论是，我们的许多感知产生于同一感觉形态内部多个特征的相互作用，如冷与热的触觉刺激。第二个结论是，在某些情况下，多个感觉形态可能产生统一的知觉体验，如视觉和触觉的感觉体验产生假肢是真肢的错觉。第三个结论是，感知是大脑对所构成周围感觉世界的表征进行建构的产物。最后一个结论是，大脑所建构的表征可能与引发刺激的物理属性不同。正如威廉·詹姆斯所言，"纯粹的感觉是成人生活中不存在的抽象概念"。

所幸，我们的感知足够准确，能使我们很好地把握周围的物理世界。但几个世纪以来，心理学家们痴迷于人们对物理世界不准确的、不充分的感知方式，这为探索神经知觉过程、大脑重建经验的方式提供了观察视角，也为更好地理解一些相当惊人的神经现象提供了基础。接下来我们将描述其中的三种有趣现象。盲视是脑损伤导致的功能性失明（而非眼损伤造成的）。盲视患者主观地认为他们根本看不见，实际上他们仍能对一些视觉刺激做出反应。这表明大脑残留有无意识的视觉知觉能力，盲视患者仍然可以"看到"。例如，即使一些患者声称完全看不到，他们也能准确抓住扔向他们的物体。他们不是利用听觉或者物体靠近时的空气感觉等其他感觉形式来察觉到正在靠近的物体，因为他们中的一些人能准确发现电脑屏幕上明显移动的图像。如果在 3D 电视上观看 3D 电影，他们会惊讶于屏幕上突然袭来的物体。类似地，网上发布的一个视频显示，一个盲视患者在狭长的走廊上行走，能成功避开地上杂乱的物体。

如何解释这种现象呢？当我们探索人类视觉系统的组织时发现，有多种路径和模块在处理颜色、运动、物体识别等视觉感知时呈现出不同的特征。很久以前神经解剖学家就认识到，皮质的特定区域在处理听觉、视觉、触觉、嗅觉、味觉等具体的感觉刺激时具有重要作用。但是，除了这些初级感觉皮质外，附属皮质、皮质下区域也参与处理感觉刺激和感知过程。对于盲视患者，初级视觉皮质的损伤导致了皮质盲，但附属皮质所控制的其他感知区域并未受到损伤的影响。这就解释了一些盲视患者虽然保留了视觉感知的某些方面，但他们认为自己是完全失明的。同时，他们有意识地忽视自身的视觉能力。一些人可能无法看见光、颜色、物体，但可以感觉到视觉运动。

第二种异常的神经现象是面孔失认症（prosopagnosia），这里从自身和普遍视角予以介绍。我经常很难认出只见过一次的人，或者多年前我课堂上的学生。有时候，我看着面孔特别熟悉，但就是想不起他的名字，想不起之前在何时何地见过他。你可能也有相似的经验，这似乎很常见。但想象一下，你见到你的家人也有同样的反应，甚至你无法识别出镜子里的自己。**面孔失认症**患者很难认出熟悉的面孔甚至自己的影像。尽管面孔失认症患者拥有良好的视力，能描述出所看到人的具体面部特征，但仍然无法将头发颜色、眼睛、鼻子、嘴唇、口耳等单个面部特征组合为由这些特征构成的独特人脸。通常，面孔失认症是脑卒中、损伤或变性疾病影响大脑内梭状回面孔区（**fusiform face area, FFA**）的结果。但有评估显示，比预想更多的人出现了轻微的人脸识别困难，被称为"脸盲症"或"面孔失认症"。*Faceblind.org* 是由哈佛大学和伦敦大学学院的研究人员创立的网站，用于人们自行测试是否有轻微的面孔失认症。轻微的面孔失认症并不会使人衰弱，在某些情况下反而能促成有趣的成就。著名艺术家克洛斯（Chuck Close）就是一个例子。他创作巨幅名人肖像艺术图像，这些图像由彩色画布块拼凑而成，只有从远处看，才能呈现出一个独特的人脸图像。

面孔失认症的特点说明了许多神经科学家和哲学家所认为的大脑功能的奥秘之一。单个感觉元素是如何结合为一个整体感知的？你父亲的眼睛、头发、嘴唇、耳朵、脸颊等独特外观如何组合成为一张与众不同的面孔？心理学家将这些问题称为**捆绑问题**（**binding problem**）。本章末尾会讨论这个问题，构成我们感知的各种感觉特征由分散在大脑不同区域的模块进行处理。

但不知道什么原因,这些信息被组合成一个统一的感知,如你父亲的容貌、声音,独特的味觉、喜欢食物的口感。虽然梭状回面孔区可能将这些面部知觉的感觉刺激进行捆绑,但具体的处理过程不得而知。有理论认为,声音、味道、气味、手感、视觉等不同的感觉特征构成了我们关于人、物、地的统一感知,同步协调处理这些分散在各个脑区的大脑活动,从而实现捆绑。

我们对人物、事物的感知除了感官元素外,还包括与之相关的记忆和情绪。想象一下,如果你告诉别人,你的父亲或母亲离奇地被极为相似的人冒名顶替了,他们会怎么想?这种错觉是由严重脑损伤或神经系统退行性疾病导致的,这种极其罕见的病症被称为**替身综合征（卡普拉斯综合征,Capgras syndrome）**。心理学家拉马钱德兰（V. S. Ramachandran）解释了这种错觉。拉马钱德兰认为,从本质上看,我们识别个体的能力不仅来自于他们的外表,还来自于我们与他们交往的情感。替身综合征患者无法察觉父母、妻儿等非常熟悉的人的外表变化,也无法感知之前与这些人相关的情感依恋。尽管这些人看上去与之前一样,但外貌无法唤起任何曾经熟悉的联想情感。在拉马钱德兰看来,这是处理情感的脑区与梭状回面孔区分离的结果。

替身综合征、盲视和面孔失认症说明了感觉和知觉过程中一些重要的原则:

（1）感觉和知觉过程分布在大脑内的众多网络中。

（2）具体网络内（如视觉网络）的成分相互独立，分别处理感觉经验和知觉经验的不同特征。

（3）多数知觉是多个感觉系统之间的表征结合，多个感觉系统组合而形成我们所经历到的人、物、事的统一表征。

（4）尽管网络中的某个部分可能因受伤或疾病而受损，但同一网络或其他网络中的其余部分仍可以正常工作，甚至可以弥补已经丧失的功能。

（5）影响网络中较高成分的损伤或疾病，即知觉结合发生损伤或疾病，可导致严重的知觉扭曲或丧失。

接下来的两章将探索这些网络在每个感觉系统的组织方式。第五章涉及一些次要感觉和知觉系统，第六章涉及通常被认为的主要系统。

延 伸 阅 读

Carey, B. "Blind, Yet Seeing: The Brain's Subconscious Visual Sense." *New York Times*; December 23, 2008. Available at http://www. nytimes.com/2008/12/23/health/23blin.html. Retrieved November 2011.

Craig, A. D. & Bushnell, M. C. "The Thermal Grill Illusion: Unmasking the Burn of Cold Pain." *Science* 265(1994): 252-255.

Faceblind. org. Available at http://www.faceblind.org/facetests/index.php. Retrieved November 2011.

James, W. *Psychology: The Briefer Course*. Mineola, NY: Dover Publishers, 1892[2001].

Melzack, R. "Phantom Limbs." *Science American* 16 (September 2006): 52-59.

Petkova V. I., and H. H. Ehrsson. "When Right Feels Left: Referral of Touch and Ownership Between the Hands." *PLos ONE* 4, no. 9 (2009): e6933.

Psychology: The briefer course [1992/1920]. Available at http://www. archive.org/details/psychology briefe00willuoft. Retrieved November 2011.

Ramachandran, V. S., and D. Rogers-Ramachandran, D. "It's All Done with Mirrors." *Scientific American Mind* 18 (August 2007): 16-18.

TED Talks: VS Ramachandran on Your Mind [Capgras and Phantom Limb]. Available at http://www.ted.com/talks/vilayanur_ramachandran_ on_your_mind.html. Retrieved November 2011.

第五章　"微"感觉

假设你的某种感官暂时完全受损，哪个感觉受到的影响最小，对日常生活会产生哪些巨大损害？失聪？失明？你最可能舍弃哪种感觉能力？

你可能认识一些盲人或聋人。如果现实生活中不认识，你可以通过电影或书籍了解有名的盲人和聋人。你很可能知道海伦·凯勒的故事，她又盲又聋，但想想海伦·凯勒如何在双重障碍的情形下，还能实现她的人生目标。

现在想象一下，如果你没有味觉或嗅觉将会是一种什么体验，会面临什么危险，能否依靠其余的感官来弥补味觉或嗅觉的缺失？尽管是一些微小的损伤，但试想一下这些损伤对你的健康和生活质量会产生怎样的影响。任何一个感觉和知觉的损伤都具有挑战性，但嗅觉和味觉损伤的补偿难度要远大于视觉或听觉。

嗅觉（闻）

想想兰花、玫瑰、薰衣草、皮革、松树、迷迭香、香水等和其他许多你可以轻易分辨的嗅觉刺激之间微妙而复杂的差异。你大概能体会到研究人员确定嗅觉受体精确的编码机制决定了我们经验中大量的嗅觉感知，这一过程是一个多么重大的挑战。所有感知到的气味是否有几个基本属性？如果存在气味的基本属性，那么有多少种基本属性可以解释我们能够感知到的所有独特气味？

对气味敏感的细胞位于我们鼻腔顶部的感觉黏膜表层。这些细胞经过神经纤维直接与大脑的嗅觉叶进行通信，神经纤维穿过布满小孔的筛骨筛板（想一下游戏计分板上的小孔），将鼻腔通道与包含大脑的头盖分离（图 5.1）。这些具有僧帽细胞（二尖瓣细胞）树突的纤维突触，在独特的球形结构中被称为**嗅觉纤维球**。嗅觉受体细胞接收到气味信息并输入到对应接收此类气味的小球中。因此，每个小球专门处理一些独特的嗅觉刺激。较简单和较复杂的嗅觉都能激活大量的嗅小球，按功能被归入嗅球中的不同区域。此外，嗅小球和僧帽细胞的输出相继组合，整合到嗅觉系统的皮质和皮质下组织中。

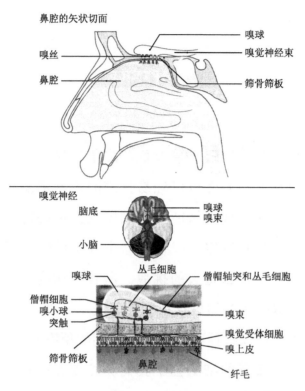

图 5.1　人的鼻子：鼻腔和嗅觉连接①

　　鉴于对解释复杂气味感知机制的贡献，琳达·巴克（Linda Buck）和理查德·阿克塞尔（Richard Axel）获得了 2004 年诺贝尔生理学或医学奖。他们的工作很大程度上受益于大量绘制哺乳动物基因组的项目。巴克和阿

---

　　① 图 5.1 为人鼻子的基本嗅觉系统。嗅觉受体分布在鼻腔顶部的上皮组织的纤毛中，感觉神经纤维穿过筛板直接进入嗅小球突触。嗅球内有无数个嗅觉纤维分布于感觉嗅小球的突触和嗅觉僧帽细胞的树突。这些僧帽细胞的轴突最终形成了嗅觉神经，投射到梨状皮质、眶额皮质及许多皮质下核。

克塞尔以啮齿类动物的嗅觉系统为模型，识别出哺乳动物嗅觉系统中作为气味受体（OR）蛋白质的基因。从他们和其他研究者的研究中，我们了解到有成千上万的气味受体蛋白质。根据氨基酸序列的相似性，氨基酸可以细分为四大类。每一类中的每一个氨基酸都包含数百种对应不同气味的气味受体。因此，每个气味受体对给定气味的反应都是独特的，但每一类中的大多数气味受体都会以某种方式对相似的气味做出反应。最终，多种气味受体的联合应答促发一种独特的神经激活模式，这解释了我们如何能够感知各种气味之间复杂而微妙的区别（图 5.2）。

关于人类气味受体存在一个非常有趣的事实，虽然我们拥有许多与老鼠相似的气味受体基因，但因为无法产生气味受体所需的蛋白质，所以数百个这样的基因已经丧失了功能。这可能是人的嗅觉不如其他哺乳动物那样敏锐的原因之一。也许，人类对视觉和听觉的依赖，也是嗅觉能力减弱的原因。

失嗅症状指的是嗅觉上感觉能力或知觉能力的缺失。存在着选择性失嗅症和完全失嗅症的例子。由于嗅觉受体的遗传变异，部分人（估计值差异很大，从不足2%至多达 75%）无法辨别雄酮（androsterone，ADT）的气味。那些能嗅出尿液中雄性激素气味的人，将雄酮描述为有麝香味的、不愉快的或恶心的气味。在这种情

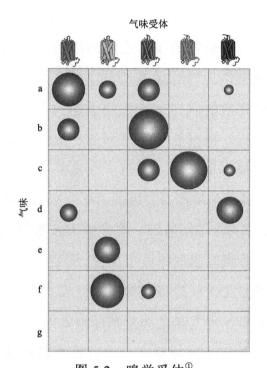

图 5.2　嗅觉受体①

图片来源：Shannon DeMaria and John Ngai (2010)

况下，选择性失嗅症状似乎是一种优势而非损失。但辨别雄酮气味的能力可能是我们祖先的一种适应性行为，也许现在仍然如此。人对尿液中芦笋的代谢气味，也出现了选择性嗅觉缺失。这些选择性失嗅症状乍一看可能

---

① 每种气味的感知处理都是通过整合上千个嗅觉受体的活动模式完成的。不同结构和属性的分子组成的不同气味归入不同的气味受体亚群（在图中由不同灰度表示）。然而，一种气味在亚群内部和不同的亚群间产生的反应模式不同。图 5.2 描述了五种不同气味受体亚群对应的七种不同气味，圆越大气味受体的反应越大。最终，辨识气味的独特感知特征产生独特的神经活动模式。

无害，反而有利。例如，有证据表明，在反复接触后，最初无法感知雄酮气味的个体，最终能够克服这种缺陷（嗅到雄酮气味）。对难闻气味相对迟钝似乎是合理的。尽管如此，其他研究表明雄酮能对情绪和行为产生微妙的影响，研究人员已经对此展开调查，以确定雄酮是否可能成为候选的人类**信息素**（pheromone）；与男性相比，女性可能更具有优势——至少对雄酮的排斥小一些。信息素是生物体产生的一种化学信使，释放到环境中会影响同一物种其他个体的行为或生理。试图确定是否存在人类信息素的研究表明，我们对一些气味相当敏感，而且一些气味确实有能力影响我们的情绪和行为。但到目前为止，还没有哪种气体被证实具有信息素的作用。

通常，遗传的选择性失嗅症状和嗜睡症是由特定嗅觉受体的遗传变异引起的。然而，完全失嗅症状则是由轻度或中度创伤性脑损伤或神经退行性疾病造成的，这些损伤或疾病破坏了连接嗅觉受体和初级嗅觉皮质的通路，如帕金森病或阿尔茨海默病。然而，大部分人只体验过轻微的嗅觉缺失，在出现非常严重的鼻塞时。

嗅觉缺失的另一面是嗅觉过敏，比如一些个体对异戊酸的气味过敏。特定气味受体的基因变异导致了这种选择性过敏。全部过敏比完全失嗅症状更为罕见，因此不常被报道。一般来说，女性在气味辨别和察觉上强于男性，在气味检测实验中的表现也更为突出。尽管研究人员高度重视与女性生殖周期变化相关的激素因素，但仍无法充分解释性别差异引起的这种现象。

简而言之，我们感知气味的细微变化和独特特征的能力，源于由数千个气味受体相互作用产生的活动模式。我们能区分复杂气味之间细微差别的另一个原因是味觉对嗅觉体验的贡献。

味　　觉

味觉和嗅觉关系密切，在大多数情况下，我们对嗅觉和味觉的感知来自于这些感觉系统之间的相互作用。正如经验所示，严重的感冒会抑制嗅觉、降低味觉能力。中度丧失味觉能力被称为**味觉减退（hypogeusia）**，而味觉能力的完全丧失则被称为**失味觉症（ageusia）**。

人有五种不同类型的味觉特质，分别对应于不同的感觉受体：咸、甜、酸、苦和**鲜味**。鲜味通常被形容为"可口的""好吃的"或"风味极佳的"。谷氨酸被发现优先刺激鲜味受体。这就是为什么许多食品添加味精（MSG）的一个理由，许多富含蛋白质的食物在烹饪时比冷却时的味道更好，是因为加热能产生更多的谷氨酸。咸味受体对氯化钠的反应最为强烈。甜味受体对糖的反应最多，但也会对糖精等人工甜味剂产生反应。酸性刺激优先激活酸味受体和苦味受体，如金鸡纳碱和**丙基硫氧嘧啶（propylthiouracil，PROP）**。

味觉特质的受体分布在感觉乳突的味蕾上（图 5.3）。三种不同类型的乳突分别为：舌头基部的轮廓乳突，味

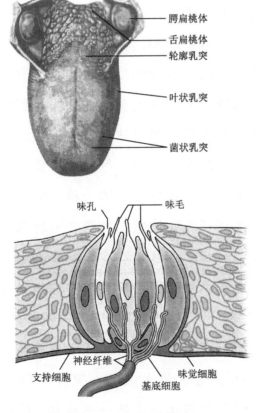

图 5.3　人的舌头和味蕾[①]

----

① 舌头的三个不同区域分布着三种不同乳突的味蕾。

蕾密度最大；叶状乳突，在轮廓乳突前面的舌头两侧，其味蕾远少于轮廓乳突。菌状乳突位于舌头表面的前 2/3 处，其味蕾最少。

舌头上不同类型的乳突分布及每种乳突上味蕾的密度差异，形成了对不同味觉特质的编码功能，但目前还不能完全确定情况是否如此。你可能在一些教科书上看到过舌头的味觉分布图，其咸、苦、甜、酸的受体分布在舌上的不同区域。例如，舌尖是甜和咸的受体，舌后是苦味受体，舌两边是酸味受体。但有研究表明，这些味觉的受体与鲜味受体在舌头上的分布是相似的。

组成味蕾的乳突如何对味觉进行编码，仍然存在争议。在图 5.4 中的 A 模型中，每条离开乳突的感觉神经分别有选择地对应五种特质中的一种。在图 5.4 的 B、C 模型中，每条离开乳突的感觉携带者五种味觉受体的乳突细胞聚集在一起。在 B 模型中，每个细胞都含有五个受体；而在 C 模型中，每个乳突内的细胞只对应不同的味觉特质，但多个细胞对离开乳突的每根神经都起作用。

感觉神经元离开味蕾后，经几个脑神经（比如IX舌咽神经、VII面神经）进入大脑，突触先到达脑干核和丘脑核，再传入初级味觉皮质——脑岛。脑岛是位于颞叶下方一个相对较小的区域。脑岛的额外输出进入其他皮质和皮质下结构，并接收这些结构的相应输入。因此，脑岛可能在整合多种感官信息的过程中发挥了重要作用，最终实现我们对味道、气味、质地和外观组合所产生的复杂味觉特质的理解，它能够感知到复杂的味觉特质。研究发现，脑卒中造成的脑岛损伤会导致味觉的缺陷。

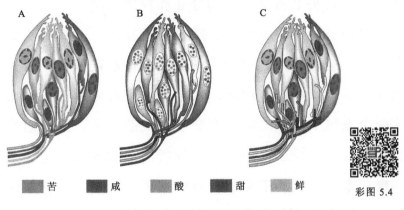

图 5.4　三种味觉受体模型[①]

正如嗅觉受体的遗传变异引起特定气味的选择性失嗅或敏感一样，有些人的味觉也有选择性损伤或敏感的现象。例如，有的人对丙硫氧嘧啶（PROP）的苦味非常敏感。这类超级味觉者被广泛研究，以确定导致他们对苦味敏感性增强的原因。佛罗里达大学人类嗅觉和味觉研究中心的主任巴托萨克（Linda M. Bartoshuk）对超级味觉者的研究已超过 10 年。巴托萨克最早表明，超级味觉者舌头上味觉受体的数量和类型与味盲和正常味觉者不同。在美国，大约 75%的白人能够感受到丙硫氧

[①] 关于不同味觉受体排列与味蕾关系的三种相互竞争的理论。
Jayaram Chandrashekar, et al. Zucker. Nature, 2006, 444: 288-294.

嘧啶的苦味，而 25%的人是味盲。在对丙硫氧嘧啶有味
觉的人中，只有 25%是超级味觉者。女性比男性更有可
能成为超级味觉者。超级味觉者与正常味觉者最大的不
同在于，舌头上味觉受体的分布和种类不同。

总而言之，嗅觉系统和味觉系统在感觉、知觉的处
理机制上基本相似。每个系统中的受体都被整合，用来
处理特定分子和性质构成的化学信使的特定属性。虽然
这两个系统中受体的数量存在着巨大的差异，但我们的
感知系统在神经系统中产生了独特的活动模式，这些活
动模式来源于我们中枢神经系统的多个层面。感觉过程
和知觉过程的这些方面也被复制到我们的其他感官。

触觉和痛觉

想想人们用于描述各类触觉的形容词，如发笑的、
发痒的、悸动的、颤抖的等；描述我们环境中所接触到
的物体属性的形容词，如柔软的、粗糙的、光滑的、凉
爽的、烫手的、沉重的等。哪些感觉过程涉及这些触觉
感知的建构？根据前面所说的感觉机制，你可能会做出
一两个有根据的猜测。你至少应该知道你需要问些什么
问题，并做出有根据的回答。就像嗅觉和味觉，是否有
初级的触觉特征？如果有，它们是什么？我们需要多少
种不同的感觉受体来产生可想象到的大量的触觉感知？

这些主要的感觉特质如何结合成更复杂的感知体验？多个触觉受体的信号在何处整合成感知体验？其他的感觉系统是否有助于触觉感知？接下来我们将分析这些问题。

人体最大的感觉器官可能是你的皮肤。身体内不同深度的皮肤上均散布着许多特殊的感觉受体，包括游离神经末梢、梅克尔触盘、迈斯纳小体、帕奇尼小体和鲁菲尼小体（图 5.5）。每种受体都参与机械刺激（如皮肤压力或施加在皮肤上的热能）传导到神经活动的过程。梅克尔触盘、迈斯纳小体、帕奇尼小体和鲁菲尼小体对皮肤的机械变形最为敏感。每种受体最能响应的变形类型，一定程度上取决于受体的结构、受体所处的皮肤深度，以及支配每种器官的感觉神经元的反应特征。

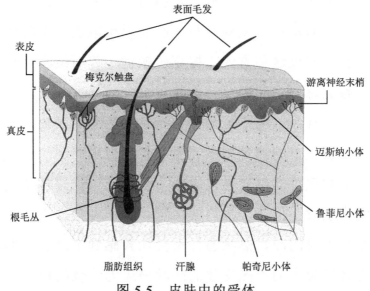

图 5.5 皮肤中的受体

皮肤最深层的真皮层中的受体器官包括帕奇尼小体和鲁菲尼小体。这些器官对由振动和拉伸引起的皮肤机械变形最为敏感。帕奇尼小体的感觉神经元是快适应的——这意味着当刺激作用于皮肤时，它们对快速的机械变形非常敏感。鲁菲尼小体是相对慢适应的。当皮肤拉伸时，它们能持续地进行神经激活，但对皮肤的突然和相对快速的机械变形反应较慢。

最接近表面的皮肤层是表皮。迈斯纳小体、梅克尔触盘是专门的触觉器官，通常位于真皮的上半部分，也就是表皮下方的区域。这两种受体都能回应触觉，但每种只对触觉的某些特性做出最大反应。快速适应的迈斯纳小体对触觉刺激的施加和移除做出反应，但在其他方面相对不活跃。梅克尔触盘是相对慢适应的。因此，梅克尔触盘通常在触觉刺激与皮肤表面接触的整个时期做出反应。通过这种方式，梅克尔触盘、迈斯纳小体在我们的触觉感知中起着互补的作用。

游离神经末梢支配痛觉刺激最为敏感的表皮，并对作用于表皮上的痛觉刺激、温度刺激做出回应。游离神经末梢对瘙痒的感知也很敏感。我们在讨论感觉系统和知觉系统时，描述了热烤架错觉。在这种错觉中，虽然刺激物本身的冷、热状态并不会让人感到不舒服，但被试者将烤架上的冷热交替的刺激描述为灼烧的疼痛。这说明了什么？

似乎至少存在三种游离神经末梢纤维导致了这种感知错觉。每种都对偏离正常皮肤温度（约24℃）的行为做出反应。一种纤维对皮肤上适度冷却的刺激最敏感，另一种纤维对温热刺激最敏感。此外，第三种纤维属于外围的痛觉受体，被广泛的刺激激活从而引起疼痛的感觉，如被点燃的火柴烧伤时的极热状态或把手伸进冰水时的极冷状态。这三种温度受体纤维都有助于脊髓和大脑的疼痛上升路径（CNC）（图5.6）。

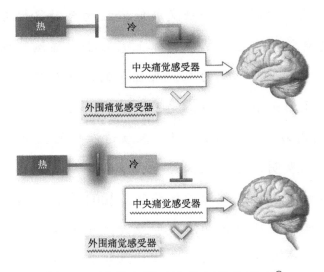

图 5.6 神经末梢对冷热刺激的反应^①

---

① 中央痛觉脊髓通路向大脑发出疼痛信号。外围痛觉受体激活的区域对更大范围的疼痛刺激做出反应。通常，冷的刺激激活皮肤上的外围痛觉受体，抑制中央痛觉受体发出的疼痛信号（上部）。但是，当皮肤的邻近区域如热烤架错觉那样冷热交替时，外围热受体发出的信号会抑制外围冷受体发出的信号，从而"暴露"或"放大"外围痛觉受体的输入（底部）。

当体温正常时，中央痛觉受体未被激活。表皮温度
随着热烤架错觉实验中出现的冷热刺激而发生变化，热
纤维抵消了冷纤维在中央痛觉受体通路（cNC）中阻断
活性的能力。与此同时，外围痛觉受体（pNC）的活动
增加。实际上身体并没有被烧伤，但我们产生了被强烈
灼烧的体验。

社会排斥与身体疼痛有关

如果你被同龄人的社交拒绝或被约会对象抛弃时，
你可能会觉得自己经历了身体上的打击。显然，你不是
唯一一个有类似感觉的人，而且人们用一个名副其实的
词汇或短语来解释这种感觉，如用"心痛"或"好像他/
她/他们用刀刺穿了我的心！"来表达人们的主观体验。

研究表明，这不仅仅是一种语言机制，事实上，我
们将这种社会排斥视为身体伤害。2003年，美国加利福
尼亚大学洛杉矶分校和澳大利亚麦考瑞大学的研究人员
要求实验参与者之间通过远程计算机连接玩一个虚拟的
投球游戏。在游戏的过程中，通过 fMRI 记录下参与者
的脑区活动。在这项研究中，参与者并不知道对手是虚
拟玩家。在游戏过程中，研究人员让虚拟玩家将参与者
排斥在游戏之外，在这种社会排斥的受害者身上观察到
大脑活动模式与在身体受伤后的大脑活动模式非常相

似。随后的研究重复验证了这一结论，并发现了伴随身体和情感侮辱的移情反应的相似模式。实验显示，人们看到他人经历痛苦的身体打击，与他们看到他人成为社会排斥的受害者时，其大脑有类似的活动模式。此外，研究还显示，对乙酰氨基酚（acetaminophen）分子不仅能减轻身体疼痛，也能减轻与社会排斥有关的主观痛苦体验，同时缩小社会排斥和身体疼痛时所激活的脑区。

基于特殊感觉器官的存在，我们可以认为疼痛、瘙痒、拉伸、振动和冷热构成了所有其他复杂触觉感知的主要触觉特征。但还有更多的受体也可能有助于我们的触觉感知。有一则报道列出了哺乳动物组织中有多达 10 种不同类型的机械受体和温度受体。此外，我们的触觉感知也受环境因素的影响，如社会和人际关系影响触觉感知，甚至影响触觉是否被期待。为什么人们觉得挠痒痒很困难？实验证据表明，我们的行为意图或自我生成的行为本身否定了感知。这说明大脑对输入的感觉信息的编码，受到其他感官、运动、情感和大脑中认知模块输出的神经信号的影响，从而影响感知方式。

触觉系统的主要功能是识别身体所接触到物体的性质、来源和位置。为准确实现这一功能，皮肤上的触觉受体在特定区域内相互连接，称为**感受野**（receptive fields）。每个触觉受体在自己的感受野内对一种特定的触觉刺激最为敏感，而单个受体的感受野连接较大的中级感受野。同样，略微重叠的中级感受野，将结合它们的输入来生成第三级感受野，并以这种方式映射到整个体表。最终，这些感受野被组织到皮区（dermatomes）内。

图 5.7 显示了不同触觉感受野在手掌表面的变化和分布。指尖是各种受体最集中的地方，这不会令你感到惊讶，毕竟指尖是手上最敏感的部位。需要注意的是，不同类型的受体具有相对较宽的感受野，而其他类型的受体如迈斯纳小体、梅克尔触盘的感受野相对较小，这也是它们相对敏感的原因，也就是说即使两个刺激之间的距离很小，它们也能敏锐地辨别出来。相比而言，对振动敏感的帕奇尼小体的感受野较大，这就是为什么振动的来源可能相对难以被定位。然而，相较于手上的其他部位，指尖上的帕奇尼小体的感受野相对较小。因此，手指尖极为擅长辨别复杂多样的刺激。

相邻的触觉受体结合各自感受野的输出，产生了中间的感受野。在某些情况下，这些刺激排成同心场，刺激同心场中的中心会引起触觉受体的神经活动增加。刺激同心场的周围会引起触觉受体的神经活动变少。这些是中心-开启/外围-关闭感受野，也有中心-关闭/外围-开启感受野。共享这两种感受野（即中心-开/关，外围-开/关）的重叠输出后，就会联结生成皮节（图 5.8）。

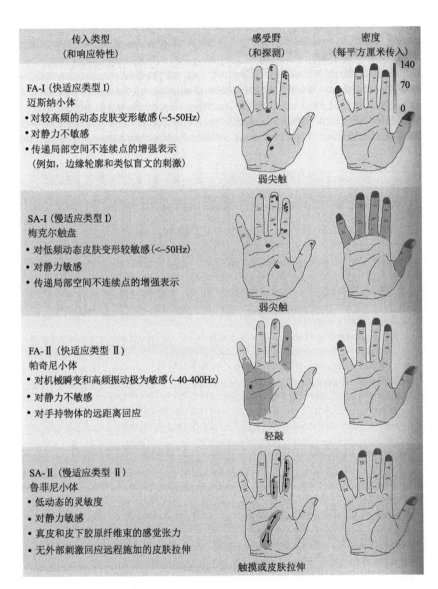

图 5.7 手上触觉神经分布图

图片来源：Roland S. Johansson and J. Randall Flanagan. *Nature Reviews Neuroscience* 10 (2009): 345-359.

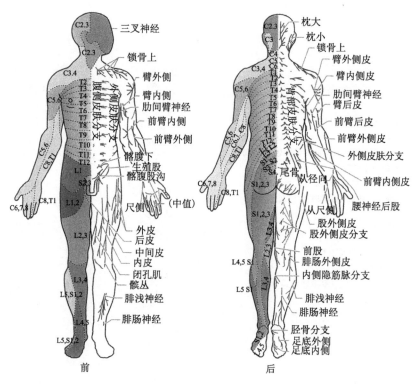

图 5.8　人体皮肤①

　　来自皮肤的感觉输出进入脊髓，在那里它们与中间
神经元通过突触接触，中间神经元与脊髓另一侧的感觉
神经元通过突触接触。这些神经元的纤维在脊髓中上升，
最终投射到顶叶的初级体感皮层。在这里，身体以这种
方式被映射到大脑皮层上，大脑皮层实体表征了身体不
同部位对触觉刺激的反应（图 5.9）。对体感皮层的轻度

---

　　① 身体正面（左）和背面（右）的皮肤。实际上，皮肤边界在一定
程度上是重合的。皮肤上不用触觉受体的感觉神经纤维以不同的方式进
入脊髓。

局部电刺激会导致身体相应部位的触觉刺激的感知。在体感小人[①]中,皮质柱包含着最能反映与每种触觉受体对应的触觉刺激的神经元。

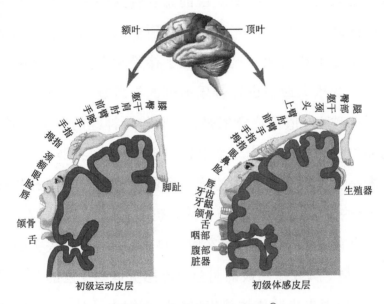

图 5.9 身体区与皮层区[②]

---

① 体感小人(somatosensory homunculus):homunculus 原意指炼金术造出来的,具有完成人体功能的小人。在神经科学领域,体感小人特指大脑的躯体感觉皮层(somatosensory cortex)与身体的对应关系。在体感皮层中,不同的区域控制着不同的躯体部位。如果将体感皮层中的不同区域反向映射到躯体,并对应皮层中的体积大小,就得到了所谓的体感小人。

② 运动小人和体感小人代表的初级运动皮层(左)和初级体感皮层(右)。注意,身体中最灵活的运动和敏感触觉区域(如手和脸)占据了更多的皮层。图中只是中枢神经系统中确定的运动小人和体感小人的两个区域。

体感小人是动态的。也就是说，体感皮层的大小在一定程度上取决于身体相应区域所受触觉刺激的频次。例如，从专业的小提琴家或其他弦乐器的演奏者身上发现，用来拨弦的左手所对应的感觉输入的区域大于右手对应的区域。显然，左手比右手所需的运动灵活性和感觉敏锐度不断增加，这使得左手接受输入的体感区随之扩大。音乐家最初进行音乐训练的年龄越小，左手的体感区就越大。值得注意的是，皮肤传入神经的完全停滞，比如失去一根手指或一个手臂，会导致皮层相应区域明显缩小。皮质感觉系统的这种可塑性可用于解释**幻肢现象**。有些时候，一些失去肢体的人仍能感觉到肢体的存在，仍然会有触觉、感到肢体疼痛和自主移动。突然失去的手指、手臂、脚或腿已被证明会引起感觉运动皮层的广泛重组。当处理失去肢体体感皮层的区域缩小了时，邻近的体感皮层区域就会扩大。所以当身体某些部位被刺激时，人们会觉得这种刺激似乎源自失去的肢体。实际上，原来处理缺失肢体感觉的体感皮层区域现在接收到了混合信号。

在心理学导论课程中，有三种复杂的触觉和知觉方式很少涉及。它们是**本体感觉**、**动觉**和**内感受**。本体感觉是指我们对自身在环境中的位置和方向的感知。动觉与感知身体运动的感觉系统相关。本体感觉和动觉体验部分来自于皮肤、肌肉、关节深处的触觉受体，也来自于视觉和平衡等其他感觉系统。肠道等内脏深处也有感觉受体。总之，内脏、触觉、本体感觉和动觉所产生的感觉，共同形成了我们身体状态的全部感觉。我们内感受的复杂机制还有待被充分理解，这也是开始讨论感觉系统和知觉系统中提到的捆绑问题的核心。

延 伸 阅 读

Bartoshuk L. M, V. B. Duffy, and I. J. Miller. "PTC/PROP Tasting: Anatomy, Psychophysics, and Sex Effects." *Physiology and Behavior* 56(1994): 1165-1171.

Blakemore, S. J., D. M. Wolpert, and C. D. Firth. "Central Cancellation of Self-produced Tickle Sensation." *Nature Neuroscience* 1(1998): 635-640.

Bremner EA, Mainland JD, Khan RM, Sobel N. "The Prevalence of Androstenone Anosmia." *Chemical Senses*, 28, no. 5(2003): 423-432.

Chandrashekar, J., M. A. Hoon, N. J. P. Ryba, and C. S. Zuker. "The Receptors and Cells for Mammalian Taste." *Nature* 444(2006): 288-294.

DeWall, C. N., G. MacDonald, G. D. Webster, C. L. Masten, R. F. Baumeister, C. Powell, D. Combs, D. R. Shurtz, T. F. Stillman, D. M. Tice, and N. I. Eisenberger. "Acetaminophen Reduces Social Pain: Behavioral and Neural Evidence." *Psychological Science* 21, no. 7(2010): 931-937.

DiMaria, S. and Ngai, J. "The Cell Biology of Smell. " *The Journal of Cell Biology* 191, no. 3(2010): 443-452.

Eisenberger, N. I., M. D. Lieberman, and K. D. Williams. "Does Rejection Hurt? An fMRI Study of Social Exclusion." *Science* 302(2003): 290-292.

Elbert, T., C. Pantev, C. Wienbruch, B. Rockstroh, and E. Taub. "Increased Cortical Representation of the Fingers of the Left Hand in String Players. " *Science* 270, no. 5234(1995): 305-307.

Johansson, R. S., and J. R. Flanagan. "Coding and Use of Tactile Signals from the Fingertips in Object Manipulation Tasks." *Nature Reviews Neuroscience* 10(2009): 345-359.

Lumpkin E. A., and M. J. Caterina. "Mechanism of Sensory Transduction in the Skin. " *Nature* 445, no. 7130(2007): 858-865.

Melzack, R. "Phantom Limbs." *Scientific American* 16(September 2006): 52-59.

Mori, K., H. Nagao, and Y. Yoshihara. "The Olfactory Bulb: Coding and Processing of Odor Molecule Information." *Science* 286(1999): 711-715.

NPR: Why 'Supertasters' Can't Get Enough Salt by Allison Aubrey. Available at http://www.npr.org/templates/story/story.php?storyId= 127914467.Retrieved November 2011.

Pritchard, T. C., D. A. Macaluso, and P. J. Eslinger. "Taste Perception in Patients with Insular Cortex Lesions." *Behavioral Neuroscience* 113, no. 4(1999): 663-671.

Ramachandran, V. S., and D. Rogers-Romachandran. "Phantom Limbs and Neural Plasticity." Archives of Neurology 57(2000): 317-320.

Schmelz, M. "Itch and Pain." *Neuroscience and Biobehavioral Reviews* 34, no. 2(2010): 171-176.

Smith, D. V., and R. F. Margolskee. "Making Sense of Taste." *Scientific American* 16(September 2006): 84-92.

The Nobel Prize in Physiology or Medicine 2004: Richard Axel & Linda B. Buck. Available at http://nobelprize.org/nobel_prizes/medicine/ laureates/2004/.

Wysock CJ, Dorries KM, Beauchamp GK. "Ability to Perceive Androstenone can be Acquired by Ostensibly Anosmic People." *Processing of the National Academies of science U S A.* 86, no. 20(1989): 7976-7978.

第六章　主要感觉：听觉和视觉

听觉（听力）

无论你在何处读这本书，请闭上眼睛，静静地坐着，仔细倾听周围的声音。你听到了什么？你能识别出你听到的每个声音以及它们的来源吗？慢慢地来回转动你的头，你能听出之前无法识别的声音吗？能听出之前无法确定的声源吗？

我们能辨别出不同的声音，并确定声源，这常常被我们认为是习以为常的事情，甚至低估了这一能力。在各种环境中倾听声音，如户外、车上、音乐会、深夜躺在床上，会让我们了解听觉是多么的精细和敏锐。

我们周围的声音有两种主要特征：振幅（强度或响度）和频率（音调）。振幅和频率是声音的物理属性，而强度、响度和音调是我们对所听到声音的知觉。声音的振幅用于测量音波撞击到耳朵后产生的压力的变化幅度。分贝（dB）是度量声音振幅的单位。表 6.1 对比了几种日常声音的分贝。评定噪声水平的重要性在于，噪声诱发性耳聋是许多职业的职业性危害。超过 100 分贝的工作最可能出现耳聋，长期处在 85～95 分贝的噪声中也可能导致耳聋。美国国家职业安全卫生研究所（NIOSH）所设的标准是，高于 85 分贝后，每高 3 分贝，允许暴露的时限减半。

表 6.1　常见声音的相对振幅

声源	分贝（dB）*
呼吸	10
低语	20
下雨	50
正常谈话	60～70
垃圾处理、洗碗机	80
地铁	95
摩托车	100
人的平均痛阈	100
声音很大的摇滚音乐会	108～115

*：表中每种声源产生的噪声振幅取决于声源的距离以及构成噪声的频率。分贝标度是对数的，强度变化是指数的，低语是呼吸的 10 倍。

　　日常生活中，高音量设置下的随身音乐播放器，其耳机产生的振幅远超过 85 分贝。这使得随身音乐播放器的使用者担心自己会耳聋。在 100 分贝时，持续听力损伤的概率在 15 分钟后就会高；在 110 分贝时，对听力的破坏性影响在 2 分钟内就可以检测到。表 6.1 显示了日常生活中不同声源的声音水平和损伤性的声级。

声音的物理强度决定响度，声波的频率决定音调。频率越高，音调越高。声音频率的单位是赫兹（Hz）。人类听觉系统的辨别范围是 20～20 000Hz（每秒周数）。相比之下，蝙蝠能产生和辨别的超声波是 20Hz 的许多倍。许多啮齿动物利用超声波进行交流。例如，幼鼠和大鼠与母鼠或同伴分离时，会利用超声波发出求救信号。一些昆虫可以产生超声波来对抗蝙蝠的回声定位。利用超声波定位或识别潜在猎物与动物的大小无关。一些齿鲸类动物（如虎鲸、抹香鲸、海豚）产生超声波来定位要捕食的乌贼。尽管人类听不到超声波，但我们能利用可识别的声音进行回声定位。

人类的回声定位

花一秒钟回想一下，一个盲人在红头白手杖的导航下过人行道的经典画面。你也许和笔者一样，认为手杖是用来感觉障碍的，以免盲人摔倒。这一例子中，主要的知觉过程依赖于对环境的触觉。盲人为什么不仅向前挥舞手杖，还经常用手杖敲击地面？敲击就是一种回声定位的方法。敲击声是对周围表面的反射。

回声不仅能用于判断人与障碍物的距离，而且回声也能反映出障碍物的物理性质。玻璃、钢铁、塑料和布等都会产生完全不同的回声，盲人借此分辨出每个物体表面的不同特征。通过练习，视力正常的人也能熟练利用回声定位。你可以蒙住眼睛，拿支手杖，借助朋友的辅助进行练习。事实上，视力正常的人也会利用回声定位来确定环境中许多声音的方向。不同的是，他们从未意识到。

美国国家公共广播电台（NPR）的《时事纵观》节目，报道了一个盲人使用回声定位的特殊例子。节目报道了盲人无障碍世界组织（World Access for the Blind, http://www.worldaccessfortheblind.org ）的创始人基什（Daniel Kish）有非凡的定位能力。他在很小的时候就失明了，走路甚至骑车都尝试利用回声定位导航。现在，他已经能带领盲人自行车队，沿着不熟悉的道路进行山地自行车旅行。

在听觉的另一极端，人们发现大象和鲸鱼用极低的频率交流，这种次声远低于 20Hz。昆虫类、两栖类、鱼类、鸟类等各种动物也能利用次声进行交流。尽管人类不容易识别这种次声，但能感觉到次声的存在。有证据表明，长时间暴露于这种频率和短时间暴露于强振幅次声一样，都会损伤听力并导致其他的不良身体反应。

听觉感觉和知觉处理的初级阶段类似于触觉，因为它们主要依赖机械性刺激受体。类似于皮肤中的触觉受体能对皮肤的各种物理变形做出反应，声波撞击我们的耳朵时会引起耳鼓的机械变形（鼓膜）（图 6.1）。这一机械变形经由小骨、中耳骨的三个小骨（锤骨、砧骨、镫骨）传导至内耳（耳蜗）（图 6.2），最终由耳蜗中的受体生成听觉系统的神经活动。

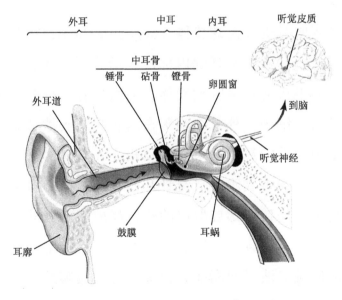

图 6.1 中耳和内耳[①]

---

① 中耳和内耳包括鼓膜和锤骨、砧骨、镫骨这三个身体中最小的骨头。这些小骨头将鼓膜变形传递到耳蜗。

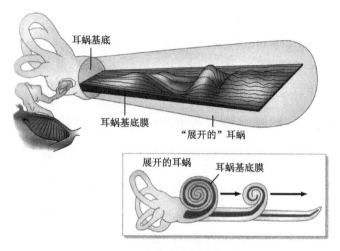

耳蜗基底

耳蜗基底膜

"展开的"耳蜗

展开的耳蜗   耳蜗基底膜

图 6.2　耳蜗（内耳）①

　　耳蜗听觉受体是**螺旋器（organ of Corti, OC）**的组成部分。螺旋器贯穿耳蜗内部，包括盖膜、基底膜，以及被称为毛束的初级听觉受体。毛束共有三排外毛细胞和一排内毛细胞。外毛细胞落在基底膜的支撑细胞上。听毛细胞顶端的静纤毛束与盖膜相连（图 6.3）。

　　当声音撞击鼓膜时，镫骨开始在耳蜗前庭窗来回移动。这种运动使得螺旋器内的液体释放出压力波，导致基底膜变形。高频音波引起离前庭窗最近的基底膜发生变形。低频音波引起离前庭窗最远的基底膜发生变形，使其更靠近耳蜗顶端。声音频率的相关信息在耳蜗内进

---

　　① 内耳或耳蜗容纳了我们主要的听觉感觉器官——螺旋器。耳蜗包含三个充满液体的内庭和一个基底膜。不同频率的声音引起基底膜的特定区域的变形。

行编码。基底膜内高频的变形，引起对应区域的外毛细胞的静纤毛轻微弯曲。低频音波刺激靠近基底膜顶部的外毛细胞。这种机械剪切力刺激外毛细胞的子集，从而在听觉神经（第Ⅶ脑神经）内相应的神经纤维子集中产生神经脉冲。听毛细胞的每个子集对应特定频率范围内的声音最敏感。这样，音调的频率在耳蜗内完成编码。

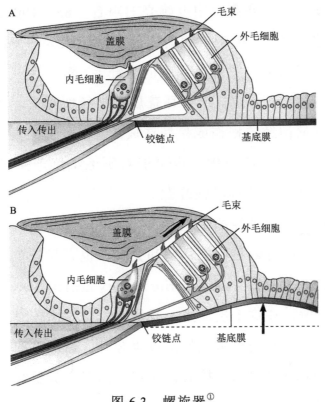

图 6.3　螺旋器①

———————

① 毛束包含三排外毛细胞和一排内毛细胞。听毛细胞顶端的毛束与盖膜相连。基底膜的变形对生物膜施加剪切力，导致毛束与盖膜相对移位。因此，特殊频率的纯音激活了沿基底膜分布的特定听毛细胞集。

声音的振幅如何编码？较响亮的声音增大基底膜变形的幅度，刺激更多的听毛细胞。当声音的频率超出了激活反应的频率范围，听毛细胞不会被激活。声音越大，更大频率范围内被激活的听毛细胞数量越多，整个听觉系统中的神经活动就越多。

现在你大概了解了，为什么短时间内暴露在极响的声音或长时间暴露于中度响亮的声音（85~100dB）可能导致耳聋。高振幅的声音引起基底膜极大的变形，过度的剪切力损伤了听毛细胞的静纤毛。静纤毛一旦过度损伤，则无法修复。这种耳聋属于神经性耳聋，是由耳蜗或听觉神经的损伤或疾病造成的。一些抗生素、非处方消炎药和化疗药物，也可能对听毛细胞产生毒性损伤，有时还导致神经性耳聋。

构成听觉神经的中枢突出纤维，离开分布在头部同侧脑干内的耳蜗核中的耳蜗和突触，也离开分布在脑干两侧的上橄榄核（the superior olivary nuclei, SON）内的一侧突触。在这个层面上，我们可以首先比较双耳的混合信息（当我们思考如何定位声源时，你可以阅读更多关于 SON 的信息）。接着，左右耳的混合听觉纤维依次到达下丘核、丘脑内侧膝状核，最终到达初级听觉皮层。初级听觉皮层位于两个大脑半球的颞叶上缘，对非人灵长类动物和人脑功能成像的研究发现，听觉皮层内有神经元的成排或成带的专用区域，用于回应特定频率和振幅范围内的声音（图 6.4）。在每个皮质神经元的频率选择带内，存在着含有神经元的交替片段，这些片段最能回应来自双耳（双耳细胞）或者来自左耳或右耳（单耳细胞）的输入。沿耳蜗分布的各种频率的空间音频表征，保留在初级听觉皮层中，高频率刺激最靠近耳蜗基底的听毛细胞，低频率刺激靠近顶点的听毛细胞。总之，初级听觉皮层中的神经元选择性地回应相似的频率、强度和位置，并以复杂但系统的模式组合在一起。

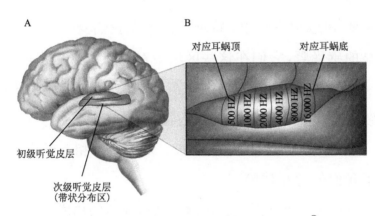

图 6.4　初级听觉皮层、次级听觉皮层①

① 图 6.4 中，（A）初级听觉皮层位于两个脑半球颞叶的内侧。听觉皮层中的神经元对特定频率、振幅的声音最敏感。（B）在许多非人灵长类动物中，耳蜗频率的选择性受体的空间表征（音质）也保留在初级皮层中。尽管没有被描述，但人的初级听觉皮层的相邻频带有镜像音质的特征。每个频带中存在单耳、双耳反应神经元的交替区域。颞叶还包含与初级听觉皮质层相邻的次级听觉皮层。次级听觉皮质内的细胞可以对更复杂的听觉刺激做出选择性反应。

视　　觉

在讨论视觉感知系统之前，我们可以回顾一下之前那些系统的一些特点。

● 每个感觉系统都有不同的受体，每个受体对感官刺激的特定特征做出反应。这种受体可以被认为是特征检测器。

● 在触觉系统中，特征检测器在我们身上或周围有明显的感受野，它们在这些区域中对感官刺激做出回应。

● 来自这些主要特征探测器的输出在感官系统的后续阶段结合，产生更复杂的特征。

● 在感觉加工的最高阶段，复杂特征相互结合，产生了我们的感知体验。

所有这些点都反映在从感觉受体开始的构成我们视觉系统的感知过程中。**视觉的光受体（visual photoreceptors）**位于视网膜即眼睛后部的感觉薄膜上。眼睛前部的晶状体将视觉图像的光聚焦于视网膜上。

光在到达光受体之前，先穿过视网膜上的**神经节细胞（ganglion cell）**层和**双极细胞（bipolar cell）**层。人们在神经节细胞层和双极细胞层的结合处、双极细胞层和光受体层的结合处，发现了无长突细胞和水平细胞。关于神经节细胞层的记录显示,每个神经节细胞对位于视野中特定区域内的刺激作出反应, 这一区域就是细胞的感受野。

　　视觉的光受体分为两类：视杆细胞和视锥细胞。顾名思义, 视杆细胞为杆状, 而视锥细胞是独特的圆锥形。视杆细胞在弱光下如我们的暗视觉反应灵敏；而视锥细胞在强光下如我们的亮视觉反应灵敏。你可能注意到在弱光下区分物体颜色的能力较弱。这是因为视杆细胞对所有波长的光反应相对均匀, 随意很难区分出颜色的变化。相比之下, 视锥细胞有三种不同类型, 每种类型对应特定波长范围内的光。因此, 当在强光下时, 视锥细胞可以让我们更容易地辨别出环境中物体颜色特征的差异（图6.5）。

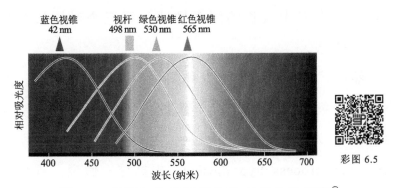

图 6.5　视锥细胞和视杆细胞对光的敏感度[①]

----

① 图 6.5 显示了三种视锥细胞和视杆细胞对光的敏感度。视锥对较短波长的反应灵敏度峰值与我们所感知的蓝色调（420nm）相对应, 对中波长反应的灵敏度峰值与绿色调（495 nm）相对应。尽管视锥细胞对波长最长黄色调（560nm）反应最敏感, 但它们也对光谱最远处的红色调做出反应。请注意, 虽然视杆细胞的灵敏度峰值为蓝绿光, 但只在昏暗的光线下起作用。

　　视杆细胞和视锥细胞的关键区别不在于形状的差异，而在于各自细胞壁中光敏色素的差异。视觉图像色素被称为视蛋白。视网膜紫质存在于视杆细胞中，而每个视锥细胞都包含三种不同类型的视蛋白，每一种蛋白质能对特定波长范围内的光线做出反应。由于人类视网膜的视锥细胞中有三种不同的视蛋白，因此人类具有三色视觉。其他多数哺乳动物的视网膜中只有两种不同的视蛋白，因此具有双色视觉。根据色觉的三色假说，我们对不同颜色的辨别能力产生于感蓝、感绿、感红的视觉受体。这一理论符合我们所知的视锥细胞及其三种类型的视蛋白，其中一个对较短波长的蓝光最敏感，另一个对中波长的绿光敏感，第三个对较长波长的红光敏感。

　　然而，仅仅结合对这三种颜色反应的视锥输入，并不能完全解释人在整个视觉范围内辨别色调细微差别的能力。为了解释这一现象，提出了对立过程假说（opponent-process hypothesis）。根据这一假说，视网膜内的细胞被对立的色调激活或抑制：蓝-黄、绿-红、黑-白。回想一下视网膜内的神经节细胞层，有证据表明，这些细胞要么被激活，要么被抑制，这大致符合对立过程假说。因此，对人类色觉的充分理解必须结合对立过程假设的两个方面。视网膜上色觉的最初过程可能是两个阶段：先是激活视锥细胞的三原色的阶段，再是激活或抑制神经节细胞的对立阶段（图6.6）。

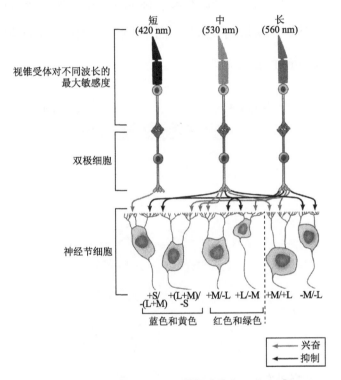

图6.6　视网膜色觉感知的两个阶段[①]

以上所述的色觉感知的两个阶段，只是视网膜内视觉信息处理的最初形式之一。随后，大脑的初级视觉系统和次级视觉系统对视觉感知做更深层次的处理。构成

① 图6.6为视网膜内色觉感知两个阶段的示意图。请注意，神经节细胞从一对视锥细胞中接收兴奋性输入和抑制性输入，这对视锥细胞的光谱灵敏度在"对立"波长达到峰值。

初级视觉系统的路径如图 6.7 所示。每只眼内的视网膜神经节细胞的纤维连接形成左右视神经。每只眼内的视神经的纤维在视交叉处交叉。因此，左侧视野中的视觉刺激在右脑半球进行处理，而右侧视野中的视觉刺激在左脑半球进行处理。

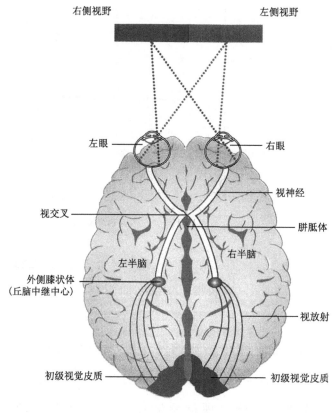

右侧视野　　　　　　　　　　左侧视野

左眼　　　　　　　　　　右眼

视神经

视交叉

胼胝体

左半脑　　右半脑

外侧膝状体
（丘脑中继中心）

视放射

初级视觉皮质　　　　　　　初级视觉皮质

图 6.7　视野[①]

① 图 6.7 是初级视觉通路示意图。注意，左视野的刺激在右半脑的初级视觉通路内加工，右视野的刺激在左半脑的初级视觉通路内加工。

　　初级视觉系统中视觉信息的第一个主要处理点发生在丘脑的**外侧膝状体**（**lateral geniculate nucleus, LGN**）。LGN 内有六个不同的细胞层。每层细胞回应不同的视觉特征。LGN 中的一些细胞类似于视网膜上的神经节细胞，对相反颜色做出反应。这些细胞占据了 LGN 的最外四层，构成 LGN 小细胞层。最内两个细胞层的细胞大，构成了 LGN 大细胞层。这些大细胞对特定颜色的光反应相对迟钝，但对视野内的运动反应灵敏。虽然 LGN 的每层都接收来自左眼或右眼的输入，但所产生的视觉反应是对侧的。右 LGN 处理左侧视域内的视觉刺激，左 LGN 处理右视域内的视觉刺激。就像视网膜中的神经节细胞一样，每个 LGN 细胞在其感受野中对视觉刺激做出反应。

　　如图 6.8 所示，同心圆中间环绕的区域是 LGN 细胞的感受野。当照亮感受野的中间部分时，一些 LGN 细胞被激活，而其他 LGN 细胞只有在其感受野的最外层被照亮时才有最大反应。当它们各自的感受野被照亮时，也存在偏离中心和外部的 LGN 细胞。

　　想想看，如果这是视觉系统中视觉处理的全部，你的视觉将会是什么样的。你可以识别视域中被光照亮的某些区域，你也能分辨出光的颜色和运动。但仅此而已。所以我们还需要对复杂视觉系统起作用的额外组件和过程。

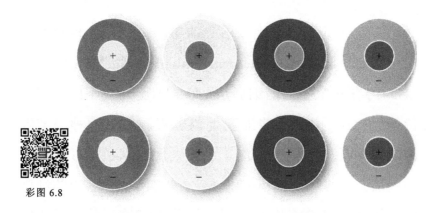

彩图 6.8

图 6.8　外侧膝状体细胞的感受野[①]

　　离开左右 LGN 的纤维，在各自的大脑半球内形成
光辐射，最终到达初级视觉皮层。初级视觉皮层的细胞
比 LGN 的细胞有更多样、更复杂的视觉特征。两者有
相似的感受野细胞，皮层还包含对特定视觉特征有反应
的细胞。一些皮层细胞对特定宽度和方向的线、条或边
有极大的反应。这些简单的视觉皮层细胞都起到边、线
特征探测器的作用，它们排列在垂直于皮层表面的柱子
上。同一列的简单细胞被同一方向的线、边选择性地激
活。相邻柱内的简单细胞被不同方向的线、边激活，并
能 360 度旋转（图 6.9）。复杂视觉皮层的其他细胞也对

_____

　　① 视网膜神经节细胞和丘脑外侧膝状体（LGN）中细胞的对立中心
周围感受野的表征。中心细胞的激活（＋）或抑制（－）取决于感受野的
光照位置。LGN 大细胞层中的细胞对颜色的反应相对迟钝，LGN 小细胞
层中的细胞虽然具有较小的感受野，但它们对颜色的反应灵敏。左眼或
右眼的输入在 LGN 呈现为独立的细胞层。

其感受野内特定方向和宽度的线做出反应，但前提是这些线在感受野内的特定的方向上移动。除了方向柱外，眼的优势柱对左右眼接收的输入做出反应。也存在被特定颜色的线选择性激活的取向柱，还有对高对比度和低对比度的特征做出选择性的反应的其他部分。

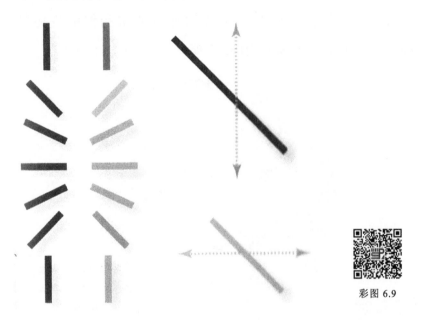

彩图 6.9

图 6.9　初级视觉皮层对线条和颜色的反应[①]

---

① 初级视觉皮层（V1）中一些细胞的感受野具有探测线条或边的功能。其中一些边缘检测器对特定方向（垂直、水平等）和颜色的线反应最佳。其他 V1 细胞是更具选择性的特征探测器。它们对特定方向、颜色和长度的线条反应最为灵敏，但为了激活这些细胞，线条必须在细胞的感受野内沿特定方向运动。双眼 V1 细胞从左右眼接收输入，有助于我们对深度（立体视觉）的感知。在辅助视觉皮层的后期处理中，细胞对更复杂的视觉特征，如复杂形状、物体、面孔、场景和位置等的反应最灵敏。

特征检测和分析复杂程度的升高源于多个细胞的
联合作用，以检测多个平行视觉通路中的各种特征。这
种处理有时会发生在辅助视觉区域中的初级视觉皮层
外，这种辅助视觉皮层至少包括四个（图 6.10）。V1 为
主要视觉区，其他区域为 V2、V3、V4 和 V5 等。V1
和 V2 包含与我们已经讨论过的那些非常相似的反应特
征。V3 细胞的准确作用尚不明确。一些研究表明，V3

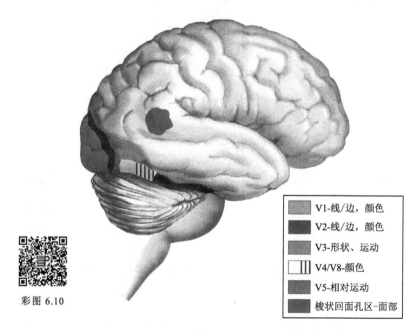

彩图 6.10

	V1-线/边，颜色
	V2-线/边，颜色
	V3-形状、运动
	V4/V8-颜色
	V5-相对运动
	梭状回面孔区-面部

图 6.10　大脑的视觉处理区域[①]

① 图 6.10 是初级视觉皮层（V1）、选择性辅助视觉皮层（V2、V3、
V4、V5、V8）和梭状面孔区（FFA）的大致位置的图示。注意，V1、V2
和 V3 主要分布于分隔左右枕叶的中线处。V4、V8 和 FFA 广泛分布于颞
叶底部。

的上部（背侧）和下部（腹侧）作为特征检测器的作用略有不同。然而，V3 中的大多数输入源于 LGN 大细胞层，因此 V3 细胞对运动和形式反应更为灵敏。V4 的输入主要来自 LGN 的小细胞层，对形式和颜色最敏感。有研究显示，皮层的另一个辅助视觉区域 V8 似乎也参与颜色的处理。

色　盲

冷酷无情的心掌控这个夜晚，

模糊了我们眼前的颜色。

红即灰，黄即白。

但正确的选择是什么。

这是一种错觉吗？

——穆迪布鲁斯《夜晚的哀曲》

《逆转未来》（1967）

正常光下的三色视觉取决于蓝、绿和红三种视锥细胞。在暗光下，比如在月光下，颜色感知会降低，因为暗光下我们的视觉主要由视杆细胞来调节。当一个或多个视锥细胞缺失或不起作用时，亮视觉就会出现缺陷。大多数形式的色觉缺陷源自遗传,通常与 X 染色体有关。

这意味着造成一个或多个视锥细胞缺失的基因位于 X 染色体上。由于男性只有一条 X 染色体，因此，这种与 X 染色体有关的先天性色觉缺失在男性中最为常见。最常见的颜色缺陷是难以区分红色和绿色，即红绿色盲。个体无法正确识图 6.11 石原色板（Ishihara color plates）测试图像中彩色斑点圆形图案中的数字，是因为缺少长波长的红色视锥细胞或中等波长的绿色视锥细胞。与 X 染色体相关的罕见色盲中，红色视锥细胞和绿色视锥细胞同时缺失的即蓝色锥体性全色盲。三种视锥细胞同时缺席，仅剩视杆细胞的先天性色觉缺失的特殊情况，导致了全色盲或视杆细胞单色型视觉。与 X 染色体相关的色盲相比，先天性色盲是一种常染色体隐性遗传疾病。导致先天性色盲的基因既不在 X 染色体也不在 Y 染色体上，而是必须同时从父母双方继承两条全色盲基因。因此，男性和女性都容易受到影响。

神经学家奥利弗·萨克斯（Oliver Sacks）在其书《色盲岛》中，访谈了克努特·诺德比（Knut Nordby）。诺德比作为视觉研究者也是一名全色盲患者。萨克斯描述了他们在太平洋中部的一个小环状珊瑚岛上的经历，该岛上居民先天性全色盲的发病率很高。关于他们的访问视频，以及不同类型的先天性全色盲的更多信息，可以登录网站 http://www.achromatopsia.info 查找。

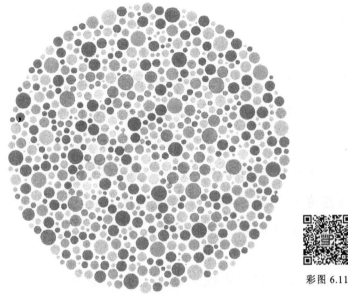

彩图 6.11

图 6.11　石原色板①

图片来源：维基百科

　　先天性色觉缺失都是由视锥细胞的基因异常引起的。后天的全色盲极为少见，通常是由脑卒中、疾病或创伤性脑损伤引起，这损害了处理颜色的辅助视觉皮层，如 V4 区域。这说明最终决定人是否能看到颜色是大脑，而不是眼睛。奥利弗·萨克斯在《火星上的人类学家》一书中，描绘了画家乔纳森（I. Jonathan）的案例。乔纳森在一次车祸中遭受了轻微的创伤性脑损伤后，被迫适

---

　　① 石原色板用来检测某人是否是色盲，如果是色盲，还可以用于评估颜色缺陷的具体性质。

应了完全的色盲生活。这次受伤不仅对他的艺术有深远的影响，而且也极大地影响了其整体感知体验。正如萨克斯描述的，"不仅仅是那些颜色不见了，而且他看到的东西是一种令人厌恶的'肮脏'的样子……人的肉身似乎是'可恶的灰色'，食物也变得很恶心，因为食物是灰色的、死气沉沉的样子，不得不闭上眼睛吃饭"。先天的色盲患者从没有感知到世界的颜色，就不会以如此令人不安的方式体验到颜色的缺失。

视觉皮层的形成模式表明，视觉信息处理可能存在两种平行的感知系统：其中一个系统沿着颞叶的底部（腹侧）表面传输，另一个通过顶叶向大脑的上部（背侧）表面传输（图 6.12）。有人提出，腹侧和背侧通路的组成部分主要是为了构建我们对复杂物体的视觉感知（"什么"）以及它们在环境中的位置和运动（"哪里"）。

研究人员发现，腹侧通路沿线的区域被手、脚、手臂等身体部位选择性地激活。其他证据表明，腹侧通路中的一些细胞被特定类别的无生命物体如工具、椅子等选择性地激活。腹侧通路中一个被广泛研究的区域是位于颞叶底部的**梭状回面孔区**。顾名思义，这里的细胞不仅选择性地对特定的面部特征产生反应，而且这些特征独特排列成面部图像。其他灵长类动物以及其他哺乳动物（如绵羊）大脑中也有被物种特定的面部刺激选择激活的皮层区域。疾病或脑卒中对这一区域的损伤可能导致"脸盲"或"面孔失认症"（具体内容见第四章）。

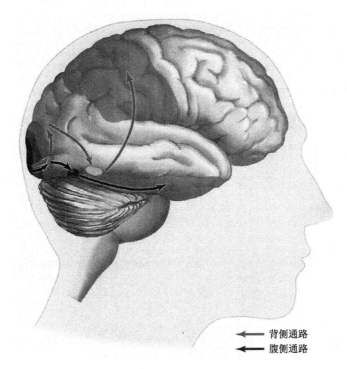

背侧通路
腹侧通路

图 6.12 腹侧和背侧视觉通路[①]

背侧通路中的一个辅助视觉皮层是 V5。V5 中的细胞专门用于检测和分析形态及其相对运动。该区域最能对环境中的特征做出反应，尤其是视域中相邻元素移动

① 图 6.12 是腹侧和背侧组成部分的感知通路的说明。有人提出，这些感知通路构成了用于处理关于"什么"（灰色箭头）和"哪里"（黑色箭头）的视觉信息的并行系统。

呈现的分离状态，即动态边界感知。无论你现在所处的环境如何，动态边界感知都能感受到边界的位置。当你的注意力集中在一些静止物体上，同时把头从一边移动到另一边，你可能会意识到背景中的物体似乎与你所聚焦的近景中的物体的向相反方向移动。视觉错觉（图 6.13）也会激活 V5，这些错觉导致明显的运动感知。手术破坏实验猴子的 V5 后，发现这些猴子无法辨别视觉运动。人类视觉运动缺失的案例极为罕见，但确定的是，脑卒中造成的损伤使患者无法感知运动，这种状态称为**运动盲**。

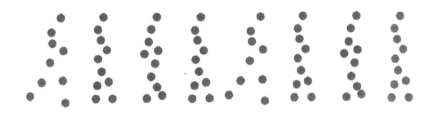

图 6.13　明显的运动感知[①]

运　动　盲

　　童年时你可能玩过"手翻动画"——一种包含静止图像的小册子，当快速翻页时，图片上的物体似乎在运

----

　　① 图 6.13 这种静态图形序列通常被看成行走的运动图。视觉皮层的 V5 区在处理这类运动感知的刺激中起着重要的作用。

动。传统的电影和动画片是基于一个类似的连续静止图像的集合，并将这些图像快速投影到屏幕上。如果图像呈现速度足够快，参与者和环境特征在位置上的变化相对较小，观众就能产生对流体运动的感知。依赖于你认为正确的理论，大脑可以忽略或推断图像之间的差距或场景变换的时间间隔内必须发生的运动。

这个现象的一个相关例子是，如果你在一个完全黑暗的房间，房间两端的两盏小灯被短暂点亮并迅速熄灭，你很可能会感觉到一束光穿过了房间，而不是感觉到两盏单独的灯的存在。我们视觉系统已经以一种允许我们从视觉场景中构造或提取有关运动的信息的方式进化，并且视觉皮层有特定的区域专门来这样做，如V5区域。

正如辅助视觉皮层的一些区域负责处理颜色和面部特征，也有一些区域在感知运动的过程中发挥着关键作用。几个世纪以前就有病例报告，一些患者在脑卒中或其他脑损伤后，对运动的感知有不同程度的损害。然而，首次经过详细评估的案例是43岁的女性患者L.M.，她在明显的脑卒中后患上了运动盲。正如关于她的最初病例报告中写的：

"……把茶、咖啡倒进杯子里是很困难的，因为液体看起来就像冰川一样被冻结了。"此外，她无法察觉到液体上升时杯内（或壶）的运动，不能在正确的时间停止倒水。

报告中还写道……，在超过两个人走动的房间里，她就会感到很不安全、不舒服，通常会马上离开，因为"人们突然出现在这里或那里，但我没有看到他们在移动"。

对于 L.M.来说，运动就像一本手翻动画中间隔很大的图像，在必须发生的运动序列间有很大间隙。如果你曾经看过频闪灯下舞者的移动，可能会理解 L.M.一直所处的视觉世界。

L.M.的大脑扫描表明，其双边损伤的区域与猴子大脑中被确认为 V5 的区域相对应。V5 双边手术损伤导致运动知觉的选择性障碍，类似于 L.M.所描述的状态。也有其他病例的证据表明，代表人体运动特点的视觉特征能激活内侧颞叶（MT+）中毗邻 V5 的一个皮层区域。在实验中，被试者穿着黑色紧身衣，其关节处安置了 LED 灯。当在完全黑暗中时，亮光随机出现，当被试者移动后立刻被视为人类参与者，观众大脑中 MT+的活动增加了。

运动盲是非常罕见的。但通过重复的经颅磁刺激（rTMS），这种情况可以在健康的被试者身上短暂出现。在 rTMS 中，强磁场快速和重复地短暂作用在皮层上方，可以暂时干扰大脑的活动。停止 TMS 后，正常的皮层功能可以恢复。几项研究表明，针对 V5 区域的 TMS 会导致运动感知的暂时缺失，症状与 L.M.类似。

除了到目前为止所讨论的视觉通路外，还有一些出现在视网膜中的通路，它直接控制一些皮质下的结构。这些通路中有一条控制着视交叉上的一小部分核，这部分核被称为视交叉上核（suprachiasmatic nucleus, SCN）。SCN 是负责协调多种生物节律的主要生物起搏器。24 小时昼夜睡眠周期是生物节律之一。研究人员发现，24 小时持续昏暗或黑暗条件下，正常的昼夜周期会变成"自由运行"。换句话说，每天的昼夜周期变成了大约 24.5 小时。我们的生物起搏器显然是由日光与黑暗交替的日常太阳活动周期调节的。研究发现，视网膜中一组独特的神经节细胞具有一种叫作视黑素的感光色素，它们本身对光有反应，尤其是对光谱中蓝色区域的波长有反应。这可能解释了另一个直到现在都令人困惑的现象，那些由初级视觉皮层损伤导致的盲视者，他们通常具有正常的 24 小时昼夜节律，而不是自由运行的生物起搏器，除非他们处在持续光照环境下，在这种情况下，视力正常的人的昼夜节律也会变成自由运行。假设从视网膜到 SCN 的视黑素激活通路是未受损的，并由光产生，这意味着什么？这至少表明视力正常者、盲视者的视觉系统的组成部分传达了我们无意识地感知为视觉图像的信息（图 6.14）。

最后，我们给出关于皮层视觉感知和一般感知过程的一些结语。首先，以上内容仅开始触及大脑视觉信息加工的复杂性方面。关于腹侧通路和背侧通路所讨论的

内容，我们还可以假定信息无法被两条通路共享，或者
这种加工只是沿一个方向进行。而实际上并非如此。在
视觉系统和其他感官系统的多个层面上，平行感知模块
之间存在着大量的交叉。在感官系统之间也有大量的交
叉，这一现象使听觉感知能够影响视觉感知，反之亦然。

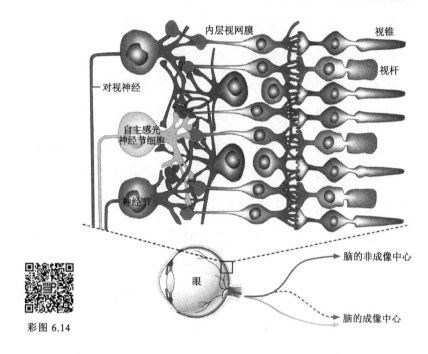

彩图 6.14

图 6.14　内层视网膜[①]

---

① 图 6.14 是视网膜的感光细胞层、双极细胞层和神经节细胞层的示
意图。神经节细胞的子群（视网膜特化感光神经节细胞）含有叫作视黑
素的感光色素，从而使神经节细胞自身能对光谱中蓝色区域内的光产生
反应。因为日光主要由蓝色波长的光构成，所以这一通路也可能包括一些
非图像形成的视觉系统。皮质下非图像形成的通路连接视网膜与中脑上
丘。这个系统协调我们回应环境中的运动和声音时，产生反射性眼球运动。

　　这一点在联觉者身上尤为明显。**联觉**（synesthesia）是感知模式的混合。具有联觉的个体报告说，他们听到的声音是伴随着灯光、几何图象、触觉，甚至味觉的。可以说，在某种程度上我们每个人都可能是联觉者。有时，一种模式中感觉或知觉的缺陷可能会引发联觉经验。有证据表明，感知系统具有大量的跨模态可塑性。例如，那些从小失明的人会在视觉皮层处理听觉信息。也许这就是像基什这样的盲人能够在骑自行车时利用回声定位导航的原因之一。如果神经系统的可塑性能使视觉系统处理听觉信息，反之亦然，那么一些人可能会体验到跨模态联觉（cross-modal synesthesia）也就不足为奇了。

延 伸 阅 读

Akiyoshi Kitaoka's Visual Illusions. Available at http://www.ritsumei.ac.jp/~akitaoka/ index-e.html. Retrieved November 2011.

Beckers G, and V. Homberg. "Cerebral Visual Motion Blindness: Transitory Akinetopsia Induced by Transcranial Magnetic Stimulation of Human Area V5." *Proceedings of the Royal Society: Biological Sciences* 249, no. 1325 (1992): 173-178.

Corcoran A. J., J. R. Barber, and W. E. Conner. W. E. "Tiger Moth Jams Bat Sonar. " *Science* 325 (2009): 325-327.

Czeisler, C. A., T. L. Shanahan, E. B. Klerman, H. Martens, D. J. Bortman, J. S. Emens, T. Klein, and J. F. Rizzo. "Suppression of

Melatonin Secretion in Some Blind Patients by Exposure to Bright Light. " *New England Journal of Medicine* 332 (1995): 6-11.

Fomisano, E., D.-S. Kim, F. Di Salle, P.-F. van de Moortele, K. Ugurbil, and R. Goebel. "Mirror-symmetric Tonotopic Maps in Human Primary Auditory Cortex. " Neuron 40 (2003): 859-869.

Garstang, M. "Long Distance, Low-frequency Elephant Communication." *Journal of Comparative Physiology: Neuroethology, Sensory, Neural and Behavioral Physiology* 190, no. 10 (2004): 791-805.

Klerman, E. B., T. L. Shanahan, D. J. Brotman, D. W. Rimmer, J. S. Emens, J. F. Rizzo, and C. A. Czeisler. "Photic Resetting of the Human Circadian Pacemaker in the Absence of Conscious Vision. " *J. Biol. Rhythms* 17 (2002): 548-555.

Lamb, T. D. "Evolution of the Eye." *Scientific American* 305 (June 2011): 64-69.

Martinez-Conde, S., and S. L. Macknik. "Magic and the Brain." *Scientific American* 299 (Dec 2008): 72-79.

NPR: Close-up on Chuck Close. Available at http://www/npr.org/blogs/picture-show/2010/04/14/125966367/close. Retrieved November 2011.

Provencio, I. "The Hidden Organ in Our Eyes." Scientific American, 304 (Apr 2011): 54-59.

Rosenblum, L. D. *See What I'm Saying. The Extraordinary Powers of Our Five Senses*. New York, N. Y.: W. W. Norton, 2010.

Sacks, O. *An Anthropologist on Mars: Seven Paradoxical Tales*. New York, N. Y.: Knopf, 1995. —. *The Island of the Colorblind*. New York: N. Y. Knopf, 1997.

Saenz, Lewis, L. B., A. G. Huth, I. Fine, and C. Koch. "Visual Motion Area MT+/V5 Responds to Auditory Motion in Human Sight-recovered Subjects." *Journal of Neuroscience* 28, no. 20 (2008): 5141-5148.

Stephen Colbert Interviews Chuck Close. Available at http://www.colbertnation.com/the-colbert-report-videos/343737/august-12-2010/chuck-close?xrs=share_copy. Retrieved November 2011.

Thomas, C., T. C. Avidan, G. Humphreys, K. Jung, F. Gao, and M. Behrman. "Reduced Structural Connectivity in Ventral Visual Cortex in Congenital Prosopagnosia." *Nature Neuroscience* 12 (2009): 29-31.

V. Ramachandran. The perception of motion. Available at http://www.youtube.com/watch?v=FAAyB5jGX_4&feature=player_embedded. Retrieved November 2011.

Zaidi, F. H., J. H. Hull, S. N. Pierson, K. Wulff, D. Aeschbach, J. J. Gooley, G. C. Brainard, K. Gregory-Evans, J. F. Rizzo, C. A. Czeisler, et al. "Short-wavelength Light Sensitivity of Circadian, Pupillary and Visual Awareness in Blind Humans Lacking a Functional Outer Retina." *Current Biology* 17 (2007): 2122-2128.

Zeki, S. "Cerebral Akinetopsia (Visual Motion Blindness). *Brain* 114 (1991): 811-824.

Zihl, J. d. vonCramon, and N. Mai. "Selective Disturbance of Movement Vision After Bilateral Brain Damage." *Brain* 106 (1993): 313-340.

第七章 精 神 药 物

在第二章中，我们回顾了轴突传导的过程，该过程依赖于神经元的静息电位和动作电位的产生机制。动作电位最终将神经递质作为化学信使释放到神经元之间的突触中。因此，尽管轴突传导是生物电过程，但神经元之间的交流很大程度上是生物化学过程。虽然轴突传导被认为是"全有或全无"，但突触传导更加复杂，涉及突触前神经元如何影响突触后神经元的各种突触机制。在本章，我们将探索这些突触机制，并分析精神药物如何影响我们的突触传导、思维、情感和行为。

许多内源性化学信使影响突触传导。在本章我们仅讨论几种被认为是主要的神经递质。大部分精神药物通过对这些神经递质在突触中的作用来影响神经活动。主要的神经递质有类胆碱能、单胺（包括儿茶酚胺类和吲哚胺类）、氨基酸或神经肽神经递质。表7.1列出了每类中主要的神经递质。虽然这些是主要的神经递质，但值

得注意的是,已发现有 50 多种化学信使作为参与调节突
触传导的中介。

表 7.1 主要的神经递质

种类	神经递质
类胆碱能	乙酰胆碱
单胺	
儿茶酚胺类	去甲肾上腺素
	多巴胺
吲哚胺类	血清素
氨基酸	γ-氨基丁酸
神经肽	内啡肽
	亮氨酸脑啡肽
	强啡肽

　　由神经元合成的神经递质被储存在轴突末端的突触
囊泡中。当动作电位到达轴突末端时突触传导开始,引
起突触囊泡移动到突触前神经元的细胞膜。突触前膜与
囊泡接合后,囊泡中的神经递质释放到突触中。接着,
神经递质在突触中扩散,并最终到达突触后神经元的细
胞膜。在那里神经递质与受体点相互作用,受体点通过
多种机制决定突触后神经元自身是否或多或少产生一些
动作电位。在某些情况下,突触后神经元可能去极化,
到达兴奋阈值,生成沿轴突的动作电位。神经递质对突

触后膜的作用被称作**兴奋性突触后电位**（**excitatory postsynaptic potential, EPSP**）。另外，神经递质可以影响导致突触后神经元超极化的受体，从而降低突触后神经元产生轴突电位的机会。这是在突触后膜中出现的**抑制性突触后电位**（**inhibitory postsynaptic potential, IPSP**）的例子。

这是突触传导的本质：通过突触受体调节的生物化学通信改变了神经回路活动增加或减少的可能性。然后，我们仍未考察大量的突触前和突触后的机制，这些机制是精神药物的目标。在考虑精神药物如何改变突触传导之前，必须先澄清一些关于通过神经传递进行突触传导的常见误解。

● 第一种常见的误解是，尽管许多教科书把神经递质看成是兴奋性或抑制性的，但大多数的神经递质可以根据突触中受体的特定类型增加或减少神经元的活动。例如，至少有五种不同类型的多巴胺受体。其中一些受体，当被多巴胺激活时，会导致神经活动的增加；另一些则通过减少神经活动来对多巴胺做出反应。虽然两种神经回路都利用了多巴胺，但这些回路中不同的多巴胺受体可以使每个回路具有非常不同的功能。

● 第二种常见的误解是，大脑内活动的增多必然导致某些行为、情感或思想的显著增加。同样，大脑内活动的减少会导致行为、情感或思想的明显减少。但事实并非如此。神经活动因为神经递质在突触上的影响而增加或减少，并不一定会对生物体表现出的行为产生相应的影响。神经回路中活动减少可能导致外显行为增加，神经回路的活动增加可能导致外显行为减少。

● 突触内只有一种类型的神经递质被释放，这一假设是错误的。突触内可以释放多种神经递质，神经通路中的活动可能受多个神经递质和多个受体的总体影响。此外，不同神经递质的回路之间可能以复杂的方式相互关联。因此，将任何行为、情感或认知状态的变化都归因于单一神经递质的可用性或释放性的改变，是一种过于简单化的假设。

● 调节突触传导的机制不是静态的。它们是动态的，不断随输入和输出的结果而变化。在整个生命周期中，神经系统内部和神经系统之间都会发生变化。因而，控制神经递质和药物反应的机制也可能在时时刻刻、日日夜夜发生改变。例如，受体的密度和类型可能随着时间而变化。这些变化可能导致**药物耐受性**和**药物敏感性**等现象。

记住这些要点，我们将回顾跨突触的化学交流中所涉及的突触机制。精神活性物质和神经药物通过影响这些机制而起作用。

神经递质的合成

　　每个神经元自身能释放可用的神经递质。这一点不详细介绍，我们只讨论参与神经递质合成的生化过程中需要作为前体的分子，这些分子通过神经元内的酶转化为每个神经递质。例如，两种儿茶酚胺神经递质的前体都是酪氨酸。**酪氨酸**（**tyrosine**）是一种常见于各种食物中的氨基酸。酪氨酸随着摄入的食物进入身体循环系统，最终运送到大脑后由**酪氨酸羟化酶**（**tyrosine hydroxylase**）转化成多巴胺的中间前体。只有制造这种酶的神经元才能做到这一点。中间前体生成多巴胺需要第二种酶（**芳香族氨基酸脱羧酶，aromatic amino acid decarboxylase**），多巴胺转化为去甲肾上腺素则需要**多巴胺-β-羟化酶**（**dopamine-β-hydroxylase**）。重要的一点是，饮食和这些酶的可用性会影响神经元之间的化学信使。食物或药物可以改变神经递质或合成所需酶的前体的可用性，这会对大脑功能产生深远影响。

囊 泡 存 储

　　神经递质一旦合成，就储存在突触囊泡中。这确保了神经递质在释放到突触之前，不会被其他酶转化或降解。一些精神活性物质和精神药物能够对这种储存产生影响，影响神经递质从细胞质到囊泡的输送，或者阻止囊泡中的神经递质回到细胞质中被酶降解。这种药物中的一个例子是利血平，它干扰了单胺类物质到囊泡的传输机制，导致细胞质中存留的单胺类物质被酶转化或降解，最终减少了动作电位后释放到突触中的神经递质的数量。

神经递质的释放

动作电位一旦到达轴突末端，随着钙离子（Ca^{2+}）与钠离子（Na^+）的进入便开始了一系列复杂的过程，这些过程导致囊泡与突触前膜融合并将其含量释放到突触中。任何干扰这个过程的物质都会削弱或阻止突触传导。相反，其他药物可以通过促进神经递质释放过程来改变突触的传导。苯丙胺（强效精神兴奋剂）就是以这种方式起作用的。它们触发了单胺神经递质多巴胺和去甲肾上腺素的过度释放，并在一定程度上促进了血清素的释放。皮下注射肉毒杆菌（Botox®）是通过阻断神经内乙酰胆碱的释放，从而使面部肌肉神经紧张，达到消除皱纹的目的。

突触后神经递质受体

作为神经递质受体的膜蛋白调节突触后神经元的作用。如上所述，每个神经递质都有不同类型的受体，特定的神经递质对应多种亚受体。突触后膜中的受体类型决定了神经递质的兴奋性或抑制性的突触后电位。

一些精神药物通过改变神经递质对突触后受体的影响方式，从而达到影响大脑功能的功效。这些药物可能会模拟神经递质的作用，或者阻碍神经递质对受体的作用。在某些情况下，受体中模拟神经递质的药物比神经递质本身具有更明显的作用。

第一代抗精神病药物（如氯丙嗪、氟哌啶醇）包括强效的多巴胺受体阻滞剂药物。有趣的是，苯丙胺这种强力的兴奋剂会刺激多巴胺的突触释放，而一些慢性苯丙胺滥用者的症状与苯丙胺引起（**amphetamine-induced psychosis**）的精神病的症状类似。在第一代抗精神病药物的使用者中，**迟发性运动障碍（tardive dyskinesia）**是一种常见的不良反应。迟发性运动障碍的特征是出现不自主运动，特别是面部肌肉，极端时还会出现手臂、腿部的不自主运动和震颤。新一代的抗精神病药物［氯氮平（Clozaril®）、利培酮（Respirdol®）］阻断了与第一代药物不同的多巴胺受体，也阻断了一些血清素受体。这种共同作用有效地减轻了一些患者的精神分裂症症状，且较少引发迟发性运动障碍。

突触前神经递质受体

突触前膜上也存在神经递质受体。这些受体被称为自身受体（autoreceptor）。想想为什么存在自身受体，这些受体能起什么作用？答案可能就像你理解为什么你既有嘴巴又有耳朵一样简单。谈话时，听到你所说的、听到对你说的都同样有用。假如听到自己讲错了，你就会在得到这样的反馈后改变接下来的句子从而纠正自己前面的错误。突触之间的交流是一个动态过程，就像你和其他人的对话一样。突触前受体的功能类似于耳朵的功能。每个受体都能利用先前发送信息的反馈，来调节随后的交流。

自身受体为突触前神经元提供突触内神经递质水平状况的信息。如果突触中神经递质水平过高，自身受体的刺激会抑制神经递质的进一步释放。在此情况下，尽管突触前神经元可能产生动作电位，但不会释放或释放很少神经递质。当自身受体未被激活时，神经递质的释放不受抑制；每个动作电位都会释放额外的神经递质。

你可以把自身受体看作是紧急刹车，当突触内的神经递质水平过高时，自身受体可以减少神经递质的释放。

有许多精神活性物质可以模拟或阻断神经递质对自身受体的作用。仔细想想服用激活自身受体的药物的后果，这相当于神经递质过度释放的情况。这时应该如何影响神经递质的进一步释放？应该采用药物减少或阻止神经递质的释放。如果此时神经回路中的神经活动过度，这样做是有益的。如果神经活动低于正常水平，医生应该如何干预？解决方法之一是采用一种能够阻断自身受体激活的药物，从而减少神经递质释放量的限制，以获得治疗效果。

自身受体在调节神经递质释放方面起着重要作用，但突触内神经递质的量也受到突触前再摄取机制的调节。

再　摄　取

假设神经递质的突触前囊的供应已经耗尽，那么将突触中多余的神经递质回收，重新组合成可释放的囊泡，岂不是更好吗？再摄取能做到这一点。突触前膜中的再摄取转运蛋白将突触中的神经递质传送回突触前神经元，在此处囊泡转运蛋白可以补充神经递质的囊泡存储。一些精神活性物质能阻断突触前再摄取，或在某些情况下逆转再摄取。在这两种情形下，只要合成了能维持正常释放水平的足够的神经递质，突触中的神经递质水平就会升高或保持高水平。抗抑郁的氟西汀（Prozac®，fluoxetine）可能是大众广泛认可的再摄取阻滞剂。一些再摄取阻滞剂有类似阻止所有单胺类物质再摄取转运蛋白的能力，但氟西汀的特殊之处在于，它是一种选择性的血清素再摄取阻滞剂。

突触的酶降解/酶钝化

再摄取是一种降低突触中高水平神经递质的方式。酶降解、酶钝化是另一种具有相似功能的机制。虽然合成酶在前体分子生成神经递质中起着重要作用，但也有一些酶可以将神经递质代谢为其原始的前体分子。乙酰胆碱酯酶（AChE）就是一种代谢神经递质乙酰胆碱的酶。不同的代谢酶代谢不同类型的神经递质。例如，**单胺氧化酶 A 和单胺氧化酶 B**（MAOA & MAOB）代谢单胺类神经递质。

一些精神活性物质通过抑制酶降解过程而起作用，从而维持突触内高水平的神经递质。他克林、多奈哌齐是这类药物的两个例子，它们典型地用于治疗阿尔茨海默病的早期认知障碍。两者都属于乙酰胆碱酯酶抑制剂。

突触神经递质兴奋剂和拮抗剂

  精神活性物质有多种分类方法。它们能以神经递质的分子结构、分子成分来划分，更常见的是根据治疗效果、行为反应和认知效果来分类，如致幻剂、抗抑郁剂、兴奋剂、止痛剂。另一种分类这些物质的方法是以它们如何影响突触传导为基础的。

  兴奋剂是促进神经递质对突触后神经元产生影响的药物。这种药物促进神经递质的释放、抑制酶的降解、阻断再摄取，激活的突触后受体是突触传导的兴奋剂。因此，氟西汀是一种血清素兴奋剂，他克林是一种乙酰胆碱兴奋剂。值得注意的是，阻断突触自身受体的药物也属于兴奋剂。由于自身受体的激活抑制了释放活动，它们阻断这些受体的继续释放，最终增加突触中的神经递质水平，并促进突触的交流。

  拮抗剂阻碍或阻断神经递质对突触后神经元产生的影响。拮抗剂包括阻断突触后受体、抑制神经递质合成、损害囊泡储存或阻断囊泡中神经递质释放的药物。激活自身受体的药物也是拮抗剂，因为它能减少突触前神经元释放的神经递质。

  对于这两个术语（兴奋剂和拮抗剂），需要一个简单的提示。当你阅读描述各种精神活性物质的突触机制的文章和研究论文时需要注意,"兴奋剂"和"拮抗剂"两个术语的含义可能因作者和主题的不同而存在差异。这可能引起混淆,而且在不同语境中理解术语需要注意细节。在某些情况下,无论药物对突触传导的最终影响如何,激活我们提到的任何机制的药物都可能被认为是一种兴奋剂。这时,关注点是突触机制,而不是突触传导。同样的告诫也适用于"对抗剂"(antagonist)一词的使用。语境决定了该术语是否适用于药物对突触机制或突触传导的影响。

注意力缺陷多动障碍

过去的 20 年,注意力缺陷障碍(attention deficit disorder, ADD)和注意力缺陷多动障碍(attention deficit hyperactivity disorder, ADHD)有了显著而令人不安的增长。根据疾病控制和预防中心的统计数据,2003～2007年,父母报告的 ADHD 患儿的数量增加了 22%。这一趋势仍在继续。目前,越来越多的儿童很小就被诊断为 ADD或 ADHD,确诊的成年人数量也在增加。初步估计,4～17 岁的儿童中,有 8% 的人被诊断患有 ADHD,而在成人中这一比例为 2.9%～4.4%(MIDA NOTES, June 2009)。

　　简单的原因无法解释患病人数不断增长这一现象，可能有很多因素导致某人被诊断为患有 ADD 或 ADHD。2010 年《儿科学》上的一篇文章认为，早期接触杀虫剂是一个危险因素。其他研究已经确定了与 ADHD 相关的候选基因。因为男性被诊断出患 ADHD 的可能性至少是女性的 2 倍，所以性别肯定是一个影响因素。

　　随着 ADHD 患病率的上升，治疗 ADHD 处方药的销售也急剧增加。但矛盾的是，治疗 ADD 最常用的药物是兴奋剂哌甲酯和苯丙胺，两者都是增加多巴胺突触水平的多巴胺兴奋剂，但它们在突触内的作用机制相反。哌甲酯通过多巴胺转运蛋白阻断多巴胺的再摄取，提升了囊泡释放到突触中的多巴胺含量。苯丙胺逆转了多巴胺转运蛋白的机制，从而增加了通过囊泡释放到突触中的多巴胺。一些理论用来解释这些药物在治疗 ADHD 中相互矛盾的机制，但这些理论都还有待论证。有观点认为，特定脑回路中多巴胺的水平不足，而兴奋剂药物会提高多巴胺的水平，并促进该回路中的神经传导。另一种理论认为，在 ADHD 中，不同回路间的多巴胺传导过度活跃。通过阻断或逆转多巴胺的再摄取，多巴胺的突触水平会上升到激活自身受体的水平，从而抑制多巴胺的释放，并最终导致在先前的过度活跃的神经回路的多巴胺活性异常降低。

　　鉴于目前的研究结果，ADHD 似乎与大脑中多巴胺回路的某种类型的功能失调的突触有关。然而，这也可能涉及其他神经递质系统。托莫西汀（Strattera®）是一种选择性阻止去甲肾上腺素再摄取的 ADHD 替代药，对某些个体最有效。多巴胺与其兴奋剂之间化学结构的相似性如图 7.1 所示。

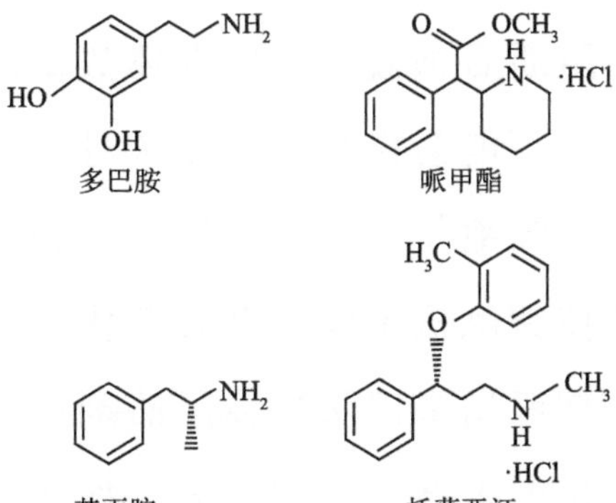

图 7.1　多巴胺与其兴奋剂之间化学结构的相似性[①]

精神活性物质的急性影响、慢性影响

突触传导的每一种机制都是动态的，它们都会变化，认识到这一点很重要。突触后受体的数量和类型会发生变化。在突触前膜和突触后膜中受体的数量和类型也会

---

① 注意图 7.1 中多巴胺与其兴奋剂——苯丙胺、哌甲酯在化学结构上的相似性。替代药物托莫西汀选择性阻止去甲肾上腺素再摄取，并且在结构上与苯丙胺、哌甲酯有所不同。

增加或减少。这分别称为受体增量调节和减量调节。让我们考虑一下这可能意味着什么。

首先，如果患者服用了第一代抗精神病药物，这种药物可以阻断特定类型的多巴胺受体。第一次服用这种药物后，几个小时内对突触机制产生急性影响，有效阻断一些受体并改变突触传导。尽管如此，这种药物几天或几周后才能阻断必须被阻断的受体数量，产生切实的治疗效果。药效可能会持续数周或数月，不时调整药物剂量后药效能持续数年。剂量的调整是必要的，因为长期治疗可能会使突触机制发生动态变化。

例如，长期服用多巴胺受体阻滞剂进行治疗可能导致目标受体数量的上调。这就需要增加药物剂量来维持疗效。这种药物的耐受性现象，本质上是身体随着时间的推移而适应物质的能力，直至物质对身体的影响逐渐减小甚至消失。有时，为了重新获得所期望的效果需要增加的剂量太大，以致患者产生不能忍受或严重损害患者健康的极大副作用。当发生这种情况时，医生可能会开另一种对突触传导有类似作用的药物，通过影响不同的突触机制来达到疗效。例如，我们假定患者可能得益于最新一代的替换药物，它可以阻断多巴胺受体亚群和一些血清素受体。当然，并非所有的患者都会出现药物耐受性。相反，一些患者对药物的敏感性会增加，这可能就需要减少药物剂量。需要强调的是，突触功能及其相关的过程是动态的，这可能是耐受性和敏感度升高的原因。

　　现在你已经了解了急性和长期使用药物的突触反应的动态特性，这能否解释为什么许多抗抑郁药的疗效通常在 2～3 周之后才能产生？让我们考虑一种广泛使用的抗抑郁药——氟西汀。这种特殊类型的药物在患者服用第一颗药丸后数小时内，就能有效地阻止血清素再摄取转运蛋白。药物的急性作用几乎立刻增加了血清素神经通路中的血清素水平。那么，为什么大多数患者在服药几周后才会缓解抑郁呢？在进一步阅读之前，让我们考虑一下这个问题。

　　希望你已经得出结论，突触机制的一些动态变化可以合理地解释药物的延迟功效。研究人员已经探索了一些原因，大多数研究支持的一种解释是，抗抑郁药血清素兴奋剂（如氟西汀）的治疗效果，与血清素受体的可量化下调最为相关。基于此解释的一种理论认为，含血清素的抗抑郁药的有效性归因于，自身受体对血清素突触上释放的负反馈影响的减弱。根据这一理论，血清素水平的升高是由于血清素受体阻止其再摄取导致的，并最终使得血清素受体的敏感性降低。因此，突触中血清素水平的升高，是前期所抑制的血清素的继续释放。

　　迄今为止，我们已经介绍了一些精神治疗药物，并探讨了它们对突触传导机制的影响。表 7.2 汇总了一些常见的精神治疗药物。注意，一些抗抑郁药在治疗一般焦虑症方面也很有效。这些只是美国食品药品监督管理局（FDA）批准用于治疗相关病症及其他心理疾病的药物中的一小部分。

表 7.2 常见的精神治疗药物

病症	药物	作用机制	兴奋剂/拮抗剂
抑郁症	西酞普兰、帕罗西汀、氟西汀、左洛复	选择性血清素再摄取抑制剂（SSRI）	兴奋剂
	度洛西汀、文法拉辛、阿米替林	血清素、去甲肾上腺素再摄取抑制剂（SNRI）	兴奋剂
	马普兰、纳迪尔	单胺氧化酶抑制剂（MAOi）	兴奋剂
精神分裂症	氟哌啶醇、氯丙嗪	多巴胺受体阻断剂（DR blocker）	拮抗剂
	氯氮平、利培酮	多巴胺受体阻断剂、血清素受体阻断剂（SERTR blocker）	拮抗剂
注意缺陷多动障碍	苯丙胺、哌甲酯、托莫西汀	多巴胺释放（DA release）、去甲肾上腺素释放（NE release）	兴奋剂
广泛性焦虑症	氯氮卓、地西泮、阿普唑仑	γ-氨基丁酸受体模拟、激活（GABAR mimic/activator）	兴奋剂
	西酞普兰、马普兰、帕罗西汀、氟西汀	选择性血清素再摄取抑制剂	兴奋剂
阿尔茨海默病	氟西汀、他克林	乙酰胆碱酯酶抑制剂（AChE inhibitor）	兴奋剂

消遣性药物、滥用药物和药物滥用

我们可以通过与环境中刺激物的日常相互作用来改变突触传导。我们所接触的人、参与的行为、消耗的食物，以及在环境中遇到的事情，都在以某种方式上改变着突触传导。例如，我们认为有益的、愉悦的事情会增加大脑中主司神经递质多巴胺的几个神经通路的活动。这种神经机制是自适应的，有益的、愉悦的事情通常是好的社会行为或利他行为等友好的社会互动，有利于社会的总体幸福感和健康发展。

然而，这种神经机制的过度刺激并不必然是件好事。虽然成瘾的风险并不少见，但当今社会人们面临着大量的环境刺激，这些刺激比我们祖先遇到的刺激更能激活我们的神经通路。当然，有些自然物本身就具有精神活性和成瘾性，如自然发酵的乙醇。但人们也找到了提炼或合成的方法，其产生的物质的刺激效力远超我们祖先遇到的那些物质。可卡因、氧可酮（Oxycodone）、海洛因和甲基苯丙胺只是精神活性物质中的一部分。在专业医疗人员的监管下，合理使用有些药物能产生治疗效果，但滥用则有极大的成瘾风险。

与成瘾性疾病相关的一条神经补偿通路的起源在中脑的腹侧盖区（VTA），终端在前脑伏隔核（nACC）。如上所述，这条通路中的神经元在神经递质多巴胺的突触处相连。研究发现，药物的成瘾性通常与药物刺激突触释放多巴胺的程度有关。药物刺激多巴胺释放的速度越快、水平越高，滥用和成瘾的风险就越大。

你可能想知道其他形式的上瘾，特别是研究人员关注的行为上瘾模式，如过度和强迫性的上网行为、赌博和电脑游戏等。如果你运用突触传导是基于刺激的概念，这的确是一个合乎逻辑的假设。例如，一些研究表明，电子游戏与成瘾性药物激活了相同的神经补偿通路。也有一些证据表明，这些通路中低于正常水平的激活可能使人更容易受到行为成瘾的伤害，因为他们通过自身冲动获得的激活更有价值。最后，一些被证明在治疗药物滥用障碍上有效的药物，也被发现有助于治疗有明显成瘾行为的人。

延 伸 阅 读

Edmund S., and E. S. Higgins. "Do ADHD Drugs Take a Toll on the Brain?" *Scientific American Mind* 20 (Jul 2009): 38-43.

Ettinger, R. H. *Psychopharmacology.* New York, NY: Prentice Hall, 2010.

Holden C. "'Behavioral' Addictions: Do the Exist?" *Science*, 294, no. 5544 (2001): 980-982.

Julien, R. M., C. D. Advokat, and J. Comaty. *A Primer of Drug Action.* 12th ed. New York, NY: Worth Publishers, 2001.

M. J. Koepp, R. N. Gunn, A. D. Lawrence, V. J. Cunningham, A. Dagher, T. Jones, D. J. Brooks, C. J. Bench & P. M. Grasby. "Evidence for Striatal Dopamine release During a Video Game. " *Nature*, 393, no. 6682 (1998): 266-

Nemeroff, C. B. "The Neurobiology of Depression. " *Scientific American* 278 (Jun 1998): 42-49.

Reuter, J., Raedler, T., Rose, M., Hand, I., Glascher, J., and Buchel, C. "Pathological Gambling is Linked to Reduced Activation of the Mesolimbic Reward System." *Nature Neurosience*, 8, no 2 (2005): 147-148.

The National Institute of Drug Abuse (NIDA). Available at http://www.nida.nih.gov/ nidahome.html. Retrieved November 2011.

The National Institute of Mental Health (NIMH): Mental health Medications. Available at http://www.nimh.nih.gov/health/publications/mental-health-medications/completeindex. shtml-pub11.

The New Science of Addicition: Genetics and the Brain. Available at http://learn.genetics.utah.edu/content/addiction/.Retrieved November 2011.

Wenner, M. "A New Kind of Target." *Scientific American* 301 (Aug 2009): 70-76.

Westly, E. "Different Shades of Blue" *Scientific American Mind* 21 (May 2010): 30-37.

重要概念释义

乙酰胆碱（acetylcholine ACh）　一种主要的神经递质分子，刺激横纹自主骨骼肌肉的肌肉收缩。

味觉缺失症（ageusia）　缺失部分或全部的味觉的感觉性质（鲜、甜、咸、苦、酸）。

运动盲（akinetopsia）　皮质损伤下的无运动知觉。

氨基酸类神经递质（amino acid neurotransmitters）可能是进化上首批神经递质分子之一，包括 γ-氨基酸丁、谷氨酸、甘氨酸和天冬氨酸。

苯丙胺引发的精神病（amphetamine-induced psychosis）　滥用兴奋剂促进多巴胺突触传导的加速，导致精神分裂等症状，易与精神病混淆（如偏执症、妄想、幻觉）。

肌萎缩侧索硬化（amyotrophic lateral sclerosis, ALS）　神经退行性病变导致脊髓内和大脑皮质内运动神经元坏死，从而不可避免地引发自主行为的失控，最终导致死亡。它在美国也被称为卢·格里克氏症，因纽约洋基队著名队员卢·格里克死于此病而得名。理论物理学家史蒂芬·霍金也是该病的最长存活个体。

嗅觉缺失症（anosmia）　嗅觉感觉敏锐度的降低或完全缺失。

芳香族氨基酸脱羧酶（aromatic amino acid decarboxylase）　从酪氨酸到多巴胺合成路径的一个关键酶。

自身受体（autoreceptors）　位于突触前神经元上并通过负反馈从突触前神经元调节神经递质的释放，从而抑制神经递质的进一步释放。

常染色体（autosomal chromosomes）　23对染色体中，除1对性染色体外的22对染色体。

捆绑问题（binding problem）　尚未对大脑中感觉和认知信息多种组合模式形成清晰的理解。

盲视（blindsight）　个体脑卒中或初级视觉皮层受损后出现的罕见情况，盲视后仍能根据运动和某些情况下物体的位置提供的视觉线索做出回应。

替身综合征（Capgras syndrome）　又名卡普格拉综合征，患者认为一个人或近亲被几乎完全相似的另一个人所代替。

视锥细胞（cones）　视网膜内的感光神经元，有选择地对光的波长（颜色）做出反应。三种视锥细胞对不同的波长（以纳米为单位）：蓝（420nm）、绿（533nm）、红（560nm）做出最大反应，主要提供高亮度条件下如白天的视觉感知。

皮区（dermatomes） 个体受体的触觉感受野，共同作用于形成一个脊髓感觉神经的纤维。每个皮区都对应特定的皮肤区。

弥散张量成像（diffusor tensor imaging, DTI） 一种非侵入性的神经成像技术，用于可视化中枢神经系统的内部结构特征。DTI 主要用于图像化由髓鞘神经通路组成的白质。

多巴胺-β-羟化酶（dopamine-β-hydroxylase） 一种从酪氨酸到去甲肾上腺素的合成通路的最后一步所需的酶。

药物的耐受性和敏感性（drug tolerance and sensitivity） 耐受性是指药物反复使用引起的反应减弱，敏感性是指药物反复使用引起的反应增强。

脑电图（electroencephalography, EEG） 一种透过脑部头皮上电极的变化模式，了解大量皮质神经元的神经活动的图像化手段。

表观基因组（epigenome） 从字面上看，是围绕基因的基因组组成部分，通过环境、饮食、经验所修饰的表观基因组可以改变基因在整个生命周期中的表达模式。

兴奋性突触后电位（ excitatory post-synaptic

potential, EPSP） 神经递质激活了突触后神经元上的受体，导致突触后神经元的静息电位的去极化。

基于家族的连锁分析（family-based linkage analysis） 一种通过考察基因多代遗传的模式和家庭中多个受影响个体的基因表现，从而分析遗传对疾病影响的方法。

梭状回面孔区（fusiform face area, FFA） 颞下回的一个脑区，用于识别面孔的复杂图像（见脸盲症）。

饥饿素（ghrelin） 胃分泌出的引起饥饿的一种激素，激素水平在饭前增加，饭后降低。

亨廷顿病（Huntington disease, HD） 也称亨廷顿舞蹈病，一种由4号染色体上基因功能改变导致的破坏性神经退行性疾病。HD是常染色体显性遗传疾病，属于一组三核苷酸重复失序，三个DNA核苷酸的序列重复次数异常高。通常，4号染色体的一部分含有重复10～28次的CAG三核苷酸序列，但亨廷顿病患者的该序列重复为36～120次，破坏了正常的基因表达。

嗅觉过敏（hyperosmia） 对气味的嗅觉敏感性增加，嗅觉过敏有时是对具体的混合物敏感性的增加，如对异戊酸。

味觉减退（hypogeusia） 异常高和非典型的味觉的敏感度或敏锐度。

抑制性突触后电位（Inhibitory post-synaptic potential,

IPSP) 神经递质激活了突触后神经元上的受体，导致突触后神经元的静息电位的超极化。

内感受（interoception） 对身体内部感觉的知觉。

动觉（kinesthesia） 对身体各部位的相对运动的感觉。

外侧膝状体（lateral geniculate nucleus, LGN） 大脑丘脑内接收左右眼输入的核，在初级视觉通路中通向位于枕叶的初级视觉皮层（见外侧膝状体的小细胞层和外侧膝状体的大细胞层）。

瘦素（leptin, LPTN） 脂肪细胞分泌的激素，调节饮食和体重。研究显示，肥胖与瘦素的不足或不敏感有关。

脑磁图（magnetoencephalography, MEG） 一种非侵入性神经成像技术，测量大脑内神经活动产生的弱磁场。

外侧膝状体的大细胞层（magnocellular, LGN） 外侧膝状体的两个不同的细胞层，每个都有大量的体细胞和树突细胞。这些细胞层中的大细胞接收来自左眼和右眼的视杆细胞的输入。

僧帽细胞（mitral cells） 这种细胞将嗅觉信息从嗅球内部的小球传递到初级嗅觉皮层（梨状皮层）。

单胺类神经递质（monoamine neurotransmitters） 这种神经递质含有单胺环结构：儿茶酚胺（多巴胺和去甲肾上腺素）和吲哚胺（羟色胺）。

单胺氧化酶（monoamine oxidases） 一种降解或代谢单胺神经递质的酶。

髓磷脂（myelin） 包裹一些神经元轴突的绝缘脂质，加速动作电位沿轴突的传递（见少突神经胶质细胞和施万细胞）。

神经肽神经递质（neuropeptide neurotransmitter） 一种由氨基酸长序列组成的神经递质。这些序列不如包含蛋白质的序列长，内源性啡肽是神经肽神经递质的一种。

伤害性受体（nociceptors） 主要的疼痛个体。

嗅小球（olfactory glomeruli） 嗅球中的每个嗅觉小球从鼻腔内的嗅黏膜中的许多感觉神经接收信息。

少突神经胶质细胞（oligodendroglia） 中枢神经系统中形成覆盖少突髓鞘的细胞。

对立过程假说（opponent-process hypothesis） 颜色感知的三色假说的一种替代理论，该假说认为色觉是视网膜细胞以一种光谱对立的方式激活的产物，即对不同波长的光具有相反的反应。

视放射（optic radiations） 每个大脑半球从外侧膝状体到初级视觉皮层传递信息的视觉系统的神经束。

螺旋器（organ of Corti, OC） 内耳耳蜗的组成结构，包括对应于具体频率、强度的振动的感觉受体。

外侧膝状体的小细胞层（parvocellular, LGN） 外侧膝状体的四种不同细胞层，包括较小的体细胞和树突区域。这些细胞层中的小细胞接收左眼和右眼的视锥细胞的输入。

幻肢现象（phantom limb phenomenon） 患者感到被截断的肢体仍然存在，且仍具有移动和感知触觉的能力，包括对痛的感知。这种现象在一定程度上是由缺失肢体的皮层可塑性引起的。

苯硫脲（phenylthiocarbamide, PTC） 一种类似丙硫氧嘧啶的苦味化合物，主要用作识别有极度敏感味觉的人（即超级味觉者），特别是对苦味的混合物的知觉。

信息素（pheromone） 一种由个体产生并能够排到环境中的化学信使，可以影响同一物种其他个体的行为或生理功能。

亮视觉（photopic vision） 强光下由视锥细胞调节的视觉（颜色）。

正电子发射断层显像（positron emission tomography, PET） 一种非侵入性的神经成像技术，主要是图像化脑神经活动模式。PET 基于特定放射性示踪分子在大脑最活跃区域的积累，图像化神经活动的局部模式。

普拉德-威利综合征（Prader-Willi syndrome, PWS） 一种影响儿童的遗传性疾病，与 15 号染色体上的基因相关，导致以极度的饥饿感为表现的严重肥胖等症状。一些患病儿童有异食癖，会摄入一些不能食用的物质（如泥土、卵石、沙粒等）。

初级视觉皮层（primary visual cortex） 枕叶皮层的一部分对应简单的视觉特征，如视野中区域间不同亮度的线或边界。

本体感觉（proprioception） 个体对自身与其他人和周围环境的相对位置的感知。

丙硫氧嘧啶（propylthiouracil, PROP） 一种苦味的化合物，超级味觉者对此反应强烈，有极度不舒服感（见 PTC）。

面孔失认症（prosopagnosia） 也称"脸盲症"，视力正常的个体难以根据面部外观识别对象，通常与梭状回面孔区的受损有关。

感受野（receptive fields） 感觉神经元的感受野是刺激引起特定感觉神经元反应的区域。例如，视网膜上的每个视锥细胞和视杆细胞对视域内特定区域内的光最为敏感，即在它的感受野内。

利血平（reserpine） 一种单胺神经递质拮抗剂，其作用是抑制突触囊泡内多巴胺、去甲肾上腺素和血清素的储存，从而减少释放到神经元突触中的这些单胺的数量。

视网膜（retina） 每个眼睛后面的细胞层有助于视觉感知的最早期阶段：光受体、双极细胞、神经节细胞、阿莫西林细胞和水平细胞。

视杆细胞（rods） 在视网膜中，视杆细胞中的神

经元对光的波长相对不敏感，主要用于低光照条件下的
视觉感知。

施万细胞（Schwann cells） 这些细胞形成覆盖在
周围神经系统轴突的髓鞘。

暗视觉（scotopic vision） 低光照（黑与白）条件
下的视觉，主要由视杆细胞调节。

性染色体（sex chromosomes） 在哺乳动物中，X
染色体和 Y 染色体为性染色体。纯合个体（XX）是雌
性，而杂合个体（XY）是雄性。

**单光子发射计算机断层成像（single photon emission
computed tomography, SPECT）** 一种非侵入性的神经
成像技术，专门用于观察大脑中神经活动的模式。SPECT
和 PET 一样，测量在大脑最活跃的区域内特定放射性示
踪剂分子的积聚。

联觉（synesthesia） 多模态感知，包括混合或组
合输入的离散感觉方式。例如，听颜色，品尝形状、气味。

迟发性运动障碍（tardive dyskinesia） 一种以重
复的、无目的的运动为特征的症状，常见于嘴唇和口腔，
通常是由长期使用神经药物造成的；在某些情况下，这
种综合征也可能在短期使用药物后就出现。

河鲀毒素（tetrodotoxin, TTX） 一种选择性的电
压门控钠通道阻滞剂，存在于几种鱼类中（如河鲀、板
机鱼）。在神经活动电位启动期间，TTX 通过阻断钠通

道来阻断钠离子进入神经元。

经颅磁刺激（transcranial magnetic stimulation, TMS） 涉及改变神经活动模式的强大磁场的非侵入性定向应用。虽然 TMS 技术常被用于治疗，但也能被用作研究大脑功能的研究工具。

三色假说（trichromatic hypotheses） 由赫尔曼·冯·赫姆霍尔兹提出的彩色视觉理论；假定人类的颜色感知来自于三种不同类型视网膜锥细胞的组合输入（见对立过程假设）。

酪氨酸（tyrosine） 一种氨基酸，是儿茶酚胺神经递质多巴胺和去甲肾上腺素的前体。

鲜味（umami） 五种有助于味觉感知的主要感官特质之一，鲜味与丰富或美味的口感有关。

视觉图像色素（visual photo pigments） 在视觉系统中，光敏感的色素参与到光的感觉传导的早期阶段。在视杆细胞中发现的图像色素是视紫红质。有三种类型的视锥细胞，每一种都含有对不同波长的光做出最大反应的视蛋白。

视觉的光受体（visual photoreceptors） 视网膜中的细胞能够将光传导到神经冲动中，这些细胞包括对暗视觉（低亮度/黑和白）的视杆细胞，以及负责亮视觉（高亮度/彩色）的视锥细胞。有证据表明，一些双极细胞也可以作为光受体。

参 考 文 献

Bartoshuk L. M, V. B. Duffy, and I. J. Miller. "PTC/PROP Tasting: Anatomy, Psychophysics, and Sex Effects." *Physiology and Behavior* 56(1994): 1165-1171.

Bean, B. P. "The Action Potential in Mammalian Central Neurons." *Nature Reviews Neuroscience* 8 (2007): 451-465.

Beckers G, and V. Homberg. "Cerebral Visual Motion Blindness: Transitory Akinetopsia Induced by Transcranial Magnetic Stimulation of Human Area V5." *Processings of Royal Society: Biological Science*s 249, no. 1325 (1992): 173-178.

Blakemore, S. J., D. M. Wolpert, and C. D. Firth. "Central Cancellation of Self-produced Tickle Sensation." *Nature Neuroscience* 1 (1998): 635-640.

Carlson, N. R. *Physiology of Behavior*. 10th ed. New York, N. Y.: Allyn&Bacon, 2010.

Carter, R. *The Human Brain Book*. New York, N. Y.: DK Publishing, 2009.

Carter, C. S., and L. L. Getz. "Monogomy and the Prairie Vole." *Scientific American* 268, no. 6 (June 1992): 100-106.

Chandrashekar, J., M. A. Hoon, N. J. P. Ryba, and C. S. Zuker. "The Receptors and Cells for Mammalian Taste." *Nature* 444 (2006): 288-294.

Corcoran A. J., J. R. Barber, and W. E. Conner. "Tiger Moth Jams Bat

Sonar. " *Science* 325 (2009): 325-327.

Corkin, S. "What's New with the Amnesic Patient H. M?" *Nature Reviews Neuroscience* 3 (2002): 153-160.

Craig, A. D. and Bushnell, M. C. "The Thermal Grill Illusion: Unmasking the Burn of Cold Pain." *Science* 265 (1994): 252-255.

Czeisler, C. A., T. L. Shanahan, E. B. Klerman, H. Martens, D. J. Bortman, J. S. Emens, T. Klein, and J. F. Rizzo. "Suppression of Melatonin Secretion in Some Blind Patients by Exposure to Bright Light. " *New England Journal of Medicine* 332 (1995): 6-11.

DeWall, C. N., G. MacDonald, G. D. Webster, C. L. Masten, R. F. Baumeister, C. Powell, D. Combs, D. R. Shurtz, T. F. Stillman, D. M. Tice, and N. I. Eisenberger. "Acetaminophen Reduces Social Pain: Behavioral and Neural Evidence." *Psychological Science* 21, no. 7 (2010): 931-937.

DiMaria, S. and Ngai, J. "The Cell Biology of Smell. " *The Journal of Cell Biology* 191, no. 3 (2010): 443-452.

Edmund S. and E. S. Higgins. "Do ADHD Drugs Take a Toll on the Brain?" *Scientific American Mind* 20 (Jul 2009): 38-43.

Eisenberger, N. I., M. D. Lieberman, and K. D. Williams. "Does Rejection Hurt? An fMRI Study of Social Exclusion." *Science* 302 (2003): 290-292.

Elbert, T., C. Pantev, C. Wienbruch, B. Rockstroh, and E. Taub. "Increased Cortial Representation of the Fingers of the Left Hand in String Players." *Science* 270, no. 5234 (1995): 305-307.

Ettinger, R. H. *Psychopharmacology*. New York, NY: Prentice Hall, 2010.

Feldman, R., A. Weller, O Zagoory-Sharon, and A. Levine, A. "Evidence for a Neuroendocrinological Foundation of Human Affliation: Plasma Oxytocin Levels Across Pregnacy and the Postpartum Period Predict Mother-Infant Bonding. " *Psychological Science* 18, no. 11 (2007): 965-970.

Fields. R D. (April 2011). "The Hidden Brain." *Scientific American*

Mind, 22 (April 2011): 52-59.

Flesichman, J. *A Gruesome But True Story about Brain Science*. Boston, Mass.: Houghton Mifflin, 2002.

Flier, J. S., and E. Maratos-Flier. "What Fuels Fat." *Scientific American* 297 (September 2007): 72-81.

Formisano, E., D. -S. Kim, F. Di Salle, P. -F. van de Moortele, K. Ugurbil, and R. Goebel. "Mirror-symmetric Tonotopic Maps in Human Primary Auditory Cortex. " Neuron 40 (2003): 859-869.

Garstandg, M. "Long Distance, Low-frequency Elephant Communication." *Journal of Comparative Physiology: Neuroethology, Sensory, Neural and Behavioral Physiology* 190, no. 10 (2004): 791-805.

Insel, T. R., and L. J. Young. "The Neurobiology of Attachment. " *Nature Reviews Neuroscience* 2 (2001): 129-136.

James, W. *Psychology: The Briefer Course*. Mineola, NY: Dover Publishers, 1892 [2001].

Johansson, R. S., and J. R. Flanagan. "Coding and Use of Tactile Signals from the Fingertips in Object Manipulation Tasks. " *Nature Reviews Neuroscience* 10 (2009): 345-359.

Julien, R. M., C. D. Advokat, and J. Comaty. *A Primer of Drug Action*. 12th ed. New York, NY: Worth Publishers, 2001.

Klerman, E. B., T. L. Shanahan, D. J. Brotman, D. W. Rimmer, J. S. Emens, J. F. Rizzo, and C. A. Czeisler. "Photic Resetting of the Human Circadian Pace-maker in the Absence of Conscious Vision. " *J. Biol. Rhythms* 17 (2002): 548-555.

Kuchinskas, S. *The Chemistry Connection: How the Oxytocin Response Can Help You Find Trust, Intimacy, and Love*. Oakland, Calif.: New Harbinger, 2009.

Lamb, T. D. "Evolution of the Eye." *Scientific American* 305 (June 2011): 64-69.

Lumpkin E. A., and M. J. Caterine. "Mechanisms of Sensory Transduction in the Skin." *Nature* 445, no. 7130 (2007): 858-865.

Lupien, S. J., B. S. McEwen, M. R. Gunnar, and C. Heim. "Effects of

Stress Throughout the Lifespan on the Brain, Behavior, and Cognition." *Nature Reviews Neuroscience* 10 (2009): 434-445.

Martinez-Conde, S., and S. L. Macknik. "Magic and the Brain." *Scientific American* 299 (Dec 2008): 72-79.

Melzack, R. "Phantom Limbs." *Scientific American* 16 (September 2006): 52-59.

Mori, K., H. Nagao, and Y. Yoshihara. "The Olfactory Bulb: Coding and Processing of Odor Molecule Information." *Science* 286 (1999): 711-715.

Nelson, R. J. *An Introduction to Behavioral Endocrinology*. 4th ed. Sunderland, Mass.: Sinauer, 2011.

Nemeroff, C. B. "The Neurobiology of Depression." *Scientific American* 278 (Jun 1998): 42-49.

Petkova V. I., and H. H. Ehrsson. "When Right Feels Left: Referral of Touch and Ownership Between the Hands." *PLoS ONE* 4, no. 9 (2009): e6933.

Pritchard, T. C., D. A. Macaluso, and P. J. Eslinger. "Taste Perception in Patients with Insular Cortex Lesions." *Behavioral Neuroscience* 113, no. 4 (1999): 663-671.

Provencio, I. "The Hidden Organ in Our Eyes." *Scientific American*, 304 (Apr 2011): 54-59.

Ramachandran, V. S., and D. Rogers-Ramachandran, D. "It's All Done with Mirrors." *Scientific American Mind* 18 (August 2007): 16-18.

——. "Phantom Limbs and Neural Plasticity. " *Archives of Neurology* 57 (2000): 317-320.

Ridding, M. C., and Rothwell, J. C. "Is There a Future for Therapeutic Use of Transcranial Magnetic Stimulation?" *Nature Reviews. Neuroscience*, 8(2007): 559-567.

Ridley, M. *Nature via Nurture. Genes, Experience, and What Makes Us Human*. New York, N. Y: Harper Collins, 2003.

Rosenblum, L. D. *See What I'm Saying. The Extraordinary Powers of Our Five Senses*. New York, N. Y.: W. W. Norton, 2010.

Sacks, O. *An Anthropologist on Mars: Seven Paradoxical Tales*. New York, N. Y.: Knopf, 1995.

——. *The Island of the Colorblind*. New York: N. Y.: Knopf, 1997.

——. *The Man Who Mistook His Wife for a Hat and Other Clinical Tales*. New York N. Y.: Touchstone, 1998.

Saenz, Lewis, L. B., A. G. Huth, I. Fine, and C. Koch. "Visual Motion Area MT+/V5 Responds to Auditory Motion in Human Sight-recovered Subjects." *Journal of Neuroscience* 28, no. 20 (2008): 5141-5148.

Schmelz, M. "Itch and Pain." *Neuroscience and Biobehavioral Reviews* 34, no. 2 (2010): 171-176.

Smith, D. V., and R. F. Margolskee. "Making Sense of Taste. " *Scientific American* 16 (September 2006): 84-92.

Thomas, C., T. C. Avidan, G. Humphreys, K. Jung, F. Gao, and M. Behrman. "Reduced Structual Connectivity in Ventral Visual Cortex in Congenital Prosopagnosia." *Nature Neuroscience* 12 (2009): 29-31.

Wenner, M. "A New Kind of Target." *Science American* 301 (Aug 2009): 70-76.

Westly, E. "Different Shades of Blue." *Science American Mind* 21 (May 2010): 30-37.

Zak, P. J. "The Neurobiology of Trust." *Science American* 298 (June 2008): 88-95.

Zaidi, F. H., J. T. Hull, S. N. Pierson, K. Wulff, D. Aeschbach, J. J. Gooley, G. C. Brainard, K. Gregory-Evans, J. F. Rizzo, C. A. Czeisler, et al. "Short-wave-length Light Sensitivity of Circadian, Pupillary and Visual Awareness in Blind Humans Lacking a Functional Outer Retina. " *Current Biology* 17 (2007): 2122-2128.

Zeki, S. "Cerebral Akinetopsia (Visual Motion Blindness). " *Brain* 114 (1991): 811-824.

Zihl, J. D. vonCramo, and N. Mai. "Selective Disturbance of Movement Vision After Bilateral Brain Damage. " *Brain* 106 (1983): 313-340.

关键词索引

γ-氨基丁酸　117, 132

阿尔茨海默病　2，32，67，
　　125, 132

氨基酸类神经递质　136

暗视觉　95, 144, 145

胞体　30, 33, 35

背侧通路　106, 107, 111

苯丙胺　121, 122, 128, 129,
　　132, 136

苯硫脲　142

表观基因组　25, 138

布罗卡区　3，4，14

布罗卡失语症　4，14

常染色体　18, 104, 137, 139

超级味觉者　18，71，142，

143

迟发性运动障碍　122, 144

重复经颅磁刺激　14

初级视觉皮层　100，101，
　　102, 111, 137, 140, 141,
　　143

初级体感皮层　80, 81

初级听觉皮层　92, 93

触觉感知　55, 72, 74, 77

锤骨　89

磁共振成像　8

雌激素　42, 44

次级听觉皮层　93

促黄体激素　44

促卵泡激素　41, 44

促肾上腺皮质激素　41, 43

促性腺激素释放激素　41,
　　44

大脑半球切除术　7

单胺类神经递质　125, 140

单胺氧化酶　125, 141

单胺氧化酶抑制剂　132

单光子发射计算机断层
　　成像　12, 144

镫骨　89, 90

动觉　82, 140

动作电位　33, 34, 35, 36,
　　37, 116, 117, 121, 123,
　　141

毒素　36, 144

多巴胺　12, 117, 118, 120,
　　121, 122, 128, 129, 132,
　　133, 136, 137, 138, 140,
　　143, 145

多巴胺-β-羟化酶　120, 138

多巴胺受体　118, 123, 130,
　　132

多巴胺受体阻滞剂　122,

130

多基因性状　20

多奈哌齐　125

额叶损伤　5

儿茶酚胺　116, 117, 120,
　　140, 145

耳蜗　89, 90, 92, 93, 141

非侵入性方法　8, 11

非侵入性实验操作　14

伏隔核　133

氟哌啶醇　122, 132

氟西汀　125, 126, 131, 132

辅助视觉皮层　101, 102,
　　105, 107, 109

副交感神经系统　39

腹侧通路　106, 111

盖膜　90, 91

感觉皮层　81

感受野　77, 78, 94, 95, 99,
　　100, 101, 138, 143

睾丸激素　44

功能性磁共振成像　12

孤独症　21, 47

鼓膜　89, 90

河鲀毒素　36, 144

核糖体　31

亨廷顿病　19, 20, 139

红绿色盲　18, 104

后叶催产素　41, 46

幻觉　26, 136

幻肢现象　82, 142

回声定位　87, 88, 113

饥饿素　47, 49, 139

肌萎缩侧索硬化　32, 136

基底核　19

基底膜　90, 91, 92

基因　17, 18, 19, 20, 21, 22, 24, 25, 26, 47, 65, 67, 104, 105, 128, 138, 139, 142

基因组　22, 25, 64, 138

脊神经　38, 39

家族研究　21, 22

甲基苯丙胺　133

焦虑症　132

经颅磁刺激　14, 110, 145

精神分裂症　2, 3, 10, 21, 22, 23, 24, 26, 123, 132

静电力　34, 35

静息电位　33, 34, 35, 36, 37, 116, 139, 140

菌状乳突　70

卡尼萨三角　53, 54

抗精神病药　122

抗精神病药物　122, 130

抗抑郁药　131

可卡因　133

苦味　69, 70, 71, 142, 143

捆绑问题　58, 83, 137

酪氨酸　120, 137, 138, 145

酪氨酸羟化酶　120

离子通道　35, 36, 37

联觉　113, 144

亮氨酸脑啡肽　117

亮视觉　95, 103, 142, 145

领养研究　21, 23, 24

鲁菲尼小体　73, 74

螺旋器　90, 91, 141

氯丙嗪　122, 132

盲视　3, 56, 57, 59, 111, 137

梅克尔触盘　73, 74, 78

孟德尔遗传定律　19, 20, 22

弥散张量成像　10, 138

面孔失认症　3, 57, 58, 107, 143

钠钾泵　34

钠通道阻滞剂　144

囊泡储存　126

脑垂体　41, 43, 44

脑磁图　13, 140

脑岛　70

脑电图　10, 11, 138

脑功能　2, 3, 5, 7, 8, 14, 15, 58, 92, 120, 122, 145

脑神经　14, 38, 70, 91, 142

内耳　89, 90, 141

内啡肽　117

内分泌腺　41, 42, 43, 47

内感受　82, 140

浓度梯度　34

帕奇尼小体　73, 74, 78

哌甲酯　128, 129, 132

皮节　78

皮质醇　41, 42, 43, 44

普拉德-威利综合征　49, 142

前庭窗　90

前叶　43, 44

强啡肽　117

敲除小鼠　26, 27

丘脑　41, 42, 43, 44, 45, 46, 48, 49, 70, 92, 99, 100, 140

躯体神经系统　30, 38, 39

去甲肾上腺素　117, 120, 129, 132, 138, 140, 143, 145

全色盲　104, 105

染色体　18, 20, 22, 103, 137, 139, 142, 144

热烤架错觉　54, 74, 75, 76

三色假说　96, 141, 145

色觉　96, 97, 103, 105, 141

色盲　18, 20, 104, 105, 106

僧帽细胞　63, 64, 140

筛板　63, 64

上橄榄核　92

社会排斥　76

神经递质　12, 41, 50, 116,
　117, 118, 119, 120, 121,
　122, 123, 124, 125, 126,
　129, 133, 136, 137, 139,
　140, 141, 143, 145

神经递质释放　117, 121,
　124, 126

神经递质受体　122, 123

神经毒素　36

神经胶质　30, 32, 141

神经节细胞　94, 96, 97, 98,
　99, 100, 111, 112, 143

神经解剖图　15

神经束　141

神经肽神经递质　116, 141

神经通路　16, 119, 131, 133,
　138

神经影像　4, 14

神经元　10, 20, 30, 31, 32,

33, 34, 35, 36, 37, 70, 73,
74, 80, 92, 93, 116, 117,
118, 120, 122, 123, 124,
126, 133, 136, 137, 138,
139, 140, 141, 143, 144,
145

肾上腺　41, 42, 43

肾上腺激素　43

渗透力　35, 36, 37

失读症　3

失乐症　3

视蛋白　96, 145

视杆细胞　95, 96, 103, 140,
　143, 144, 145

视交叉　98, 111

视交叉上核　111

视觉皮质　57

视神经　38, 98

视紫红质　145

手翻动画　108, 110

受体增量调节　130

瘦素　47, 48, 140

树突　31, 63, 64, 140, 142

双极细胞　94, 112, 143, 145

水平细胞　94, 143

松果体　41, 44

髓磷脂　141

髓鞘　32, 37, 138, 141, 144

梭状回面孔区　58, 59, 106, 139, 143

特征检测器　94, 103

体感小人　81, 82

体细胞　31, 37, 140, 141

体液　2, 42, 43

听觉　38, 56, 57, 62, 65, 85, 87, 88, 89, 90, 92, 93, 112, 113

听觉皮层　92, 93

听觉神经　91, 92

同卵双胞胎　22, 23, 24, 25

头细胞　16

突触　31, 35, 37, 63, 64, 70, 80, 92, 116, 117, 118, 119, 121, 122, 123, 124, 125, 126, 127, 128, 129, 130, 131, 132, 133, 134, 136, 137, 139, 140, 143

突触后神经递质受体　122

突触后受体　122, 126, 129

突触囊泡　117, 120, 143

突触前神经递质受体　123

突触前受体　123

图像色素　96, 145

褪黑素　44

托莫西汀　129, 132

外侧膝状体　99, 100, 140, 141

位置细胞　16

味觉　18, 38, 57, 59, 62, 68, 69, 70, 71, 72, 113, 136, 139, 142, 145

味觉减退　68, 139

味蕾　69, 70, 71

无长突细胞　94

膝跳反射　39

细胞生理学　30

线粒体　31

小胶质细胞　32

小细胞层　99, 100, 103, 140, 141

信息素　67, 142

星形胶质细胞　32

兴奋性突触后电位　118, 138

性染色体　18, 137, 144

嗅觉　38, 57, 62, 63, 64, 65, 67, 68, 71, 72, 137, 139, 140, 141

嗅觉过敏　67, 139

嗅觉缺失　66, 67, 137

嗅觉受体　63, 64, 65, 66, 67, 71

嗅神经　38

嗅小球　63, 64, 141

选择性血清素再摄取抑制剂　132

血清素兴奋剂　126, 131

药物滥用　132, 134

药物敏感性　119

药物耐受性　119, 130

叶状乳突　70

乙酰胆碱　117, 121, 125, 126, 132, 136

异卵双胞胎　22

抑郁症　21, 44, 132

抑制性突触后电位　118, 139

吲哚胺类　117

游离神经末梢　73, 74, 75

诱发电位　10

运动感知　108, 110

运动盲　3, 108, 109, 110, 136

运动失认症　3

真皮　74

砧骨　89

振幅　85, 86, 88, 92, 93

正电子发射断层显像　11, 142

中耳　89

中枢神经系统　30, 32, 72, 81, 138, 141

周围神经系统　30, 32, 38, 39, 144

轴丘　37

轴突　31, 32, 33, 34, 35, 37, 64, 116, 117, 121, 141, 144

轴突-树突突触　31

昼夜节律　111

注意力缺陷多动障碍　127

自身受体　123, 124, 126, 128, 131, 137

自主神经系统　30, 38, 39